I CLASSICI DELLA COMUNICAZIONE

Collana diretta da Gianpiero Gamaleri e Mario Morcellini

James S. Coleman – Elihu Katz – Herbert Menzel

Medical Innovation

Uno studio della diffusione

A cura di Silvia Leonzi

ARMANDO
EDITORE

COLEMAN, James S. – **KATZ**, Elihu – **MENZEL**, Herbert
Medical Innovation. Uno studio sulla diffusione ;
Contr. di Silvia Leonzi
Roma : Armando, © 2016
100 p. ; 17 cm. (I Classici della comunicazione)

ISBN: 978-88-6677-943-8

1. Criticità dell'innovazione medica – 2. Scelte del medico – 3. Reti interpersonali e flusso d'influenza

CDD 300

Traduzione e cura di Silvia Leonzi

Il testo è estratto da:
James S. Coleman, Elihu Katz, and Herbert Menzel. *Medical innovation: A diffusion study*. Indianapolis: The Bobbs-Merrill Company, 1966.

Piazza della Radio, 14 - 00146 RomaDirezione - Ufficio Stampa 06/5894525
Direzione editoriale e Redazione 06/5817245
Amministrazione - Ufficio Abbonamenti 06/5806420
Fax 06/5818564
Internet: http://www.armando.it
E-Mail: redazione@armando.it ; segreteria@armando.it
37-05-007

Sommario

Il flusso dell'innovazione nelle reti di influenza 7
di *Silvia Leonzi*

Medical Innovation. Uno studio della diffusione 27
di *James S. Coleman, Elihu Katz, Herbert Menzel*

1. L'innovazione in una società complessa 29
2. Le criticità dell'innovazione medica 37
3. Le scelte del medico 47
4. Le reti interpersonali e il flusso d'influenza 69

Il flusso dell'innovazione nelle reti di influenza

di Silvia Leonzi

Il libro che viene qui presentato per la prima volta in lingua italiana rappresenta un testo fondamentale, in particolare ma non solo, per quel filone di studi dedicato all'analisi dei processi di diffusione di una innovazione. Originariamente pubblicato nel 1966, il testo di Coleman, Katz e Menzel si rivela un contributo decisivo poiché chiarisce come le dinamiche che strutturano e definiscono le traiettorie e i tempi della *diffusione* non siano del tutto casuali, piuttosto esse sono caratterizzate da aspetti la cui natura appare *socialmente* connotata. Tale risultato è reso possibile grazie all'adozione di tecniche sociometriche che permettono di delineare, con una precisione sempre più accurata, la struttura di network dell'ambiente relazionale e comunicativo in cui opera l'attore sociale.

Come vedremo più avanti, non si può dimenticare che il seguente studio è profondamente debitore verso una tradizione di ricerca, promossa soprattutto da Paul F. Lazarsfeld, che prende avvio negli anni '40 presso il Bureau of Applied Social Research della Columbia University. Tale filone di indagine enfatizza il ruolo cruciale giocato dall'influenza personale nella formazione dei processi decisionali. In questo modo viene falsificata sul piano empirico l'opinione diffusa tra alcuni studiosi delle scienze sociali del periodo (allarmati dall'ascesa dei nazionalismi in Europa tra gli anni '20 e '30), secondo cui la massa tende ad essere manipolata dalla propaganda mediale del potere. È altrettanto opportuno riconoscere che *Medical Innovation* ha il merito di recuperare tale repertorio teorico e metodologico per applicarlo all'analisi di una comunità organizzata intorno ad un sapere esperto di tipo professionale. Questo passaggio, apparentemente secondario, si rivela invece cruciale poiché rivela come i fattori *opachi* connessi alle relazioni interpersonali, quali il carisma, la fiducia, la reputazione, l'abilità comunicativa, abbiano una profonda ricaduta anche sui processi decisionali dei saperi esperti. Quindi, una delle differenze rispetto ad altri lavori realizzati in precedenza dal gruppo del Bureau, è che in *Medical Innovation* la comunità da investigare è organizzata intorno ad una conoscenza specialistica. Cionostante, anche in questo caso come in quelli che riguardano le persone comuni, rimangono pressanti tanto le questioni legate ai gap di conoscenza che separano i primi *adopters* dai "ritardatari", quanto l'incidenza dei fattori sociali, culturali ed economici. Quindi, a mio parere, uno dei meriti del libro consiste senza dubbio nella capacità di posizionarsi consapevolmente in una tradizione di ricerca piuttosto consolidata, riuscendo, al tempo stesso, a proporre modelli analitici avanzati ed innovativi in grado di delineare inedite traiettorie di indagine.

L'intrinseca qualità di *Medical Innovation*, tanto sul piano teorico quanto su quello metodologico, è profondamente stimolata dalla varietà dei profili e delle personalità degli studiosi che lavorano alla sua realizzazione, i quali operano accademicamente in un ambiente scientifico tra i più avanzati al mondo (quello della Columbia, appunto). Il libro viene pubblicato nel 1966, ma in realtà la ricerca che ne è alla base viene condotta nel 1954, poco prima dunque che Katz e Lazarsfeld pubblichino la loro famosa indagine sull'influenza personale[1]. In questo periodo, i tre autori di *Medical Innovation* condividono una traiettoria accademica e di ricerca in ascesa, così come una matrice analitica comune. Tuttavia i loro interessi divergeranno in modo significativo nel periodo successivo.

James Coleman svilupperà, soprattutto a partire dagli anni '80, la teoria del capitale sociale[2], imponendosi a livello internazionale come uno dei pionieri in tale campo, godendo di una visibilità di fatto sconosciuta ad altri autori come ad esempio Bourdieu, il quale aveva offerto la prima sistematica analisi del concetto nel 1980 [3]. Prima però di tale successo bisogna ricordare come a cavallo tra la seconda metà degli anni '50 e la prima parte degli anni '60 lo studioso fosse soprattutto interessato all'analisi dell'educazione. In tal senso, alcuni contributi pubblicati in questo periodo[4], nei quali emerge l'attenzione ai legami di network all'interno dei gruppi dei pari, si sono imposti come testi pioneristici capaci di rilevare la profonda transizione valoriale vissuta dalla società post-bellica americana. In particolare, Coleman osserva attraverso la sua ricerca sul campo come gli adolescenti siano sempre più attratti dalle reti amicali, la cui centralità e rilevanza si sostituisce, in determinate circostanze, a quella dei genitori. Riesman[5] attraverso il concetto di etero-direzione aveva colto i segnali di una trasformazione radicale ulteriormente stimolata dai mezzi di comunicazione di massa[6]. L'analisi di Coleman individua, ben prima che siano visibili nei loro termini più radicali, i fondamenti di quelle divergenze e fratture che presto avrebbero assunto la forma di conflitti sociali, solo in apparenza *without a cause*. Quindi i network di cui fa parte l'individuo, soprattutto quelli di tipo orizzontale, contribuiscono attivamente alla costruzione e definizione del suo universo identitario.

Elihu Katz è, tra i tre autori, quello decisamente più attento allo studio dei processi comunicativi e all'analisi del ruolo giocato dall'influenza personale nel mediare l'informazione veicolata dai mass media[7]. La sua traiettoria professionale, soprattutto negli anni che precedono l'uscita del libro qui oggetto di traduzione, è intrinsecamente legata a quella di Lazarsfeld, insieme al quale realizza la famosa indagine condotta a Decatur nel 1945, oggetto poi di pubblicazione nel 1955. Tale studio, tradotto in Italia nel 1968, ricostruisce con precisione il profilo e le proprietà degli *opinion leader*, i quali si inseriscono nel flusso comunicativo che connette i media al pubblico, attribuendo ai vari contenuti mediali significati più legati al contesto condiviso. In altri termini, Katz e Lazarsfeld complessificano la rappresentazione dell'ambiente comunicativo che avvolge l'attore sociale. Infatti, l'enfasi sulla figura dell'opinion leader, che ritroviamo tra l'altro anche in *Medical Innovation*, consente di chiarire come le reti interpersonali, costituite da amici, parenti e conoscenti, non siano omogenee nella loro configurazione, almeno dal punto di vista delle competenze e conoscenze mediali. L'opinion leader non è soltanto dotato di quella risorsa che potremmo definire "capitale mediale" – sebbene tale concetto sia distante dal lessico degli studiosi americani – ovvero del possesso di un repertorio di informazioni, significati, testi, strategie direttamente connessi all'ambito dei media di massa; oltre a questo, egli ha accumulato anche un "capitale esperienziale" che nasce dalle pratiche radicate nella vita quotidiana, come nel caso dell'acquisto di beni di consumo domestico, nella visione di un film, nella moda o nel campo degli affari pubblici. Il merito di Katz e Lazarsfeld, inoltre, è quello di aver situato e relativizzato il potere dell'opinion leader, la cui competenza assume un valore prevalentemente in un determinato ambito dell'ambiente sociale, all'interno di un preciso network e rispetto ad uno specifico argomento.

Il punto di congiunzione tra *Personal Influence* e *Medical Innovation* è rappresentato dalla figura di Herbert Menzel. Nato a Carlsbad, in Cecoslovacchia, nel 1921, si trasferisce negli Stati Uniti nel 1939. Qui consegue la laurea presso l'Università del Wisconsin nel 1947, dove ottiene il dottorato nel 1959. Nella seconda metà degli anni '50, presso il Bureau of Applied Social Research della Columbia University Menzel è un pioniere nello studio della comunicazione tra scienziati[8], occupandosi delle proprietà del flusso di informazione tra studiosi e delle dinamiche, diversamente pianificate, della comunicazione scientifica[9]. Tale filone di studi ha ricevuto poi ulteriori e prolifici avanzamenti teorici ed empirici, che gli hanno consentito di ottenere una visibilità prima di allora limitata all'ambito accademico[10]. La figura di Menzel si rivela determinante per *Medical Innovation*, dunque, in quanto permette di applicare all'ambito professionale e scientifico le conoscenze acquisite dal gruppo del Bureau in merito al rapporto tra relazioni interpersonali e processi decisionali, in precedenza prevalentemente analizzato nel campo del consumo e delle scelte politiche[11].

Al di là dei percorsi individuali brevemente illustrati, il contributo fondamentale della ricerca di Coleman, Katz e Menzel consiste proprio nella capacità di fornire una base strettamente sociologica al paradigma della diffusione. Rogers[12], a questo proposito, ci ricorda come tale filone di indagine, successivamente alla pubblicazione dell'analisi sull'innovazione in campo medico, non abbia più potuto ignorare il ruolo che i network sociali giocano nel facilitare o problematizzare la diffusione di un nuovo prodotto in un determinato contesto professionale. Più nello specifico, è l'individuazione degli opinion leader a chiarire intorno a quali nodi tenda a strutturarsi ed organizzarsi il processo di diffusione.

A questo punto, prima di analizzare nel dettaglio le implicazioni di ricerca strettamente connesse a *Medical Innovation*, è opportuno ricostruire le diverse fasi in cui è stata organizzata l'indagine. Come nel caso di *Personal Influence* di Katz e Lazarsfeld, anche l'analisi condotta sulla diffusione di una innovazione in campo medico è stata originariamente finanziata da un soggetto esterno al contesto accademico. Infatti, la ricerca, che viene realizzata nella seconda parte del 1954, ottiene un finanziamento di 40.000 dollari da un'importante casa farmaceutica, il cui obiettivo in realtà è verificare se le pubblicità dei propri farmaci, pubblicate sulle riviste mediche, contribuiscano ad una maggiore diffusione degli stessi. Coleman, Katz e Menzel rielaborano i principi costitutivi di tale obiettivo, guidato da una logica meramente commerciale, per rilevare le modalità attraverso cui un nuovo prodotto farmaceutico si diffonde in una comunità di esperti. In primo luogo, viene realizzato uno studio esplorativo su 33 medici attivi in una città del New England[13]. Tale indagine si dimostra estremamente utile poiché permette di affinare la metodologia di ricerca. L'analisi vera e propria viene condotta poco dopo in quattro città dell'Illinois, e comprende un campione di 125 medici. Come osservano gli stessi studiosi[14], tale dato costituisce l'85% di coloro che avevano avuto un rapporto significativo con l'innovazione, il Tetracicline ("Gammanym" nel testo), introdotta nel mercato alla fine del 1953. Attraverso la tecnica del *follow-up*, già testata in *Personal Influence*, gli studiosi ricostruiscono la direzione del flusso di influenza, intervistando altri 103 medici direttamente designati dai 125 soggetti iniziali. Nel complesso, dunque, l'indagine viene condotta su un totale di 228 dottori, ovvero più della metà dei medici attivi nelle quattro città dell'Illinois.

È interessante rilevare come, almeno in una fase iniziale, Coleman, Katz e Menzel abbiano completamente ignorato l'esistenza della ricerca condotta da Ryan e Gross[15] sulla diffusione del grano da semina ibrido in ambito agricolo, trascurando le sorprendenti somiglianze tra le due indagini[16]. Per certi versi è singolare che tali ricerche, pur accomunate dal medesimo obiettivo di verificare e descrivere l'andamento nell'adozione di una innovazione, presentino significativi parallelismi nel momento in cui il loro focus è orientato verso ambiti professionali (medici e agricoltori) così diversi. Eppure, come notato dallo stesso Rogers[17], i risultati che emergono confermano tale aspetto. In primo luogo, tanto nell'uno che nell'altro caso i soggetti innovatori sono cosmopoliti, vale a dire sono portati con maggiore assiduità a frequentare network esterni alla loro comunità di appartenenza. Quindi, in ambito medico gli innovatori partecipano a conferenze, incontri di lavoro, meeting organizzati fuori città, mentre gli agricoltori cosmopoliti si spostano più di frequente nella capitale dello Stato. In secondo luogo, il carattere di innovatività è profondamente correlato ad un elevato status socioeconomico. In entrambi gli studi, infatti, si rileva come gli innovatori godano tendenzialmente di una maggiore disponibilità economica. Alcuni degli agricoltori hanno fattorie più grandi e introiti maggiori, mentre tra i medici vi sono coloro che seguono pazienti più ricchi.

Uno degli elementi di originalità di *Medical Innovation* è sicuramente riconducibile alla strategia adottata per rilevare, con una precisione sempre più accurata, l'esatto momento in cui ha luogo l'adozione del nuovo farmaco. Tra i fattori che problematizzano tale circostanza vi è l'opacità del ricordo degli intervistati. Inevitabilmente, infatti, quanti si trovano a distanza di settimane o mesi a dover ricostruire il preciso istante in cui hanno compiuto una determinata azione, incorrono in genere in ricordi frammentari o imprecisi. In questo caso, molti dottori sottoposti ad indagine erano indotti ad anticipare il momento dell'adozione. Al fine di ovviare a tale problema, alquanto comune negli studi sulla diffusione, gli autori hanno deciso di recuperare le prescrizioni mediche presentate nelle farmacie, riuscendo a trasformare un'informazione soggettiva in un dato oggettivo.

Ogni adozione è l'esito di un flusso che consiste di varie fasi intermedie. Ogni fase, a sua volta, deriva dalla relazione tra le riflessioni attuate dal medico in merito all'innovazione (quelli che gli autori chiamano *stadi cognitivi*) e il diverso ruolo giocato dai network interpersonali. Nell'ambito di tale processo, il primo passaggio fondamentale è costituito dalla *visibilità*.

In questo caso, ogni nuovo farmaco deve essere reso noto, trasformato cioè in un oggetto familiare, e perché ciò possa realizzarsi sono importanti tanto le pubblicità presenti all'interno di riviste specialistiche destinate ai medici, quanto le informazioni veicolate dal cosiddetto "detail-man", il rappresentante delle case farmaceutiche. Naturalmente, perché si giunga all'adozione non è sufficiente l'intervento di una sola fonte, ma quello di una pluralità di mezzi informativi. Il detail-man, che si impone come primo riferimento in questa fase, è fondamentale per i medici poiché consente l'avvio di un processo di familiarizzazione con il nuovo prodotto, in quello stadio definito della *consapevolezza*. Il rappresentante della casa farmaceutica svolge un ruolo determinante nell'avviare, almeno a livello potenziale, la diffusione dell'innovazione. Ma dal momento che l'informazione che veicola non è mai direttamente cercata dal medico e dal momento che la sua funzione è principalmente associata a quella del venditore, il detail-man non genera automaticamente l'adozione di un farmaco, ma può creare le condizioni perché questa abbia luogo. La fase successiva dell'*interesse* è strettamente legata alle motivazioni del medico nel cercare nuove informazioni in merito alle proprietà e agli eventuali effetti collaterali sui pazienti. In altri termini, il dottore inizia ad uscire, anche metaforicamente, dal suo ufficio ponendosi alla ricerca di dati e giudizi che possano rafforzare o indebolire la sua opinione rispetto al nuovo farmaco. La terza fase (detta *di valutazione*) vede il medico riflettere più concretamente sull'opportunità o meno di adottarlo: da una situazione che potremmo definire riflessiva ci si avvicina ad un momento caratterizzato da una maggiore operatività tecnica. Nella fase di *sperimentazione* ("trial"), infatti, che precede la decisione sull'accettazione o meno del farmaco, le informazioni a disposizione del medico diventano sempre più approfondite e dettagliate, e lo studio delle modalità di utilizzo e delle capacità terapeutiche assume una rilevanza crescente.

Nello specifico, ciò che rilevano Coleman, Katz e Menzel è che tanto più ci si avvicina al momento dell'adozione del Gammanym quanto più crescono di importanza le fonti informali (contatti diretti nella forma di colleghi-amici) che abbiano già testato o sentito parlare del nuovo farmaco, così come le riviste specialistiche. Tali media, secondo gli autori, svolgono un'*attività di legittimazione.* Il detail-man e la pubblicità, invece, risultano determinanti in una fase iniziale, quando il medico è ancora distante dall'avvio di un reale processo di approfondimento sulla qualità e sui potenziali benefici del prodotto. In questo caso è in atto un'*attività di informazione.* Tale divisione del lavoro di influenza complessifica ulteriormente il ruolo e le caratteristiche dell'opinion leader nell'adozione di una innovazione nell'ambito del suo network di riferimento.

Lo studio di *Medical Innovation*, dunque, non si limita ad identificare semplicemente la traiettoria seguita da un nuovo prodotto dal momento della sua introduzione sino a quella del suo effettivo utilizzo. Piuttosto esso indica come si modifica la qualità dei contatti interpersonali e dell'informazione mediale quando ci si avvicina alla conclusione del processo decisionale.

Detto ciò, però, è opportuno ricordare come studi successivi abbiano in parte rivisto alcuni risultati ottenuti da Coleman, Katz e Menzel. In particolare, secondo Van den Bulte e Lilien[18], i sociologi del Bureau hanno confuso gli effetti di rete con quelli contestuali, trascurando l'impatto sul processo decisionale dei medici da parte del marketing. In primo luogo, osservano gli autori, chiamando in causa di nuovo Rogers[19], il farmaco analizzato possiede caratteristiche tali da favorire una positiva percezione negli innovatori, rendendolo adatto ad una significativa diffusione. In altri termini, il tetracicline presenta: un *basso livello di complessità*, in quanto le sue proprietà chimiche sono simili a quelle di due antibiotici la cui introduzione nel mercato ha ottenuto risultati estremamente positivi; un *certo grado di compatibilità*, legato alla buona reputazione di cui l'industria farmaceutica godeva a quel tempo, tra i medici, soprattutto nella produzione degli antibiotici; una *buona disponibilità ad essere testato* (*trialability*) durante il trattamento della patologia (in quanto applicato a condizioni acute piuttosto che croniche), consentendo al medico di verificarne in poco tempo l'efficacia nel corso della terapia (*osservabilità dei risultati*); un *vantaggio relativo* in termini di effetti collaterali rispetto ad altri antibiotici ad ampio spettro che lo avevano preceduto. In secondo luogo, Van den Bulte e Lilien[20] rilevano come i medici, negli anni '50, pur riconoscendo il ruolo dell'influenza generata dalla propria comunità dei pari, tendano ad attribuire maggiore rilevanza alla comunicazione commerciale e alle riviste specialistiche. In particolare, gli autori notano come gli effetti di contagio osservati da Coleman, Katz e Menzel siano portati a scomparire nel momento in cui si considera l'attività di marketing che sta dietro la pubblicizzazione del nuovo prodotto.

Nonostante tali critiche, la significatività di *Medical Innovation* per quanti operano nel campo della sociologia della comunicazione rimane immutata dal punto di vista dell'importanza attribuita agli aspetti relazionali nella costruzione della conoscenza. L'attenzione posta al contagio comunicativo, al ruolo dell'influenza personale, alla pluralità delle fonti informative, alla differente caratterizzazione delle fasi in cui è articolato il processo decisionale indica chiaramente come ogni individuo sia immerso in un ambiente comunicativo intricato e complesso, che rappresenta per lui un *habitat*, un *habitus* e un'*heimat*[21]. Considerando l'habitus del soggetto contemporaneo come un luogo di scambi tra pratiche fondate sull'individualità, corporea e cognitiva, e un *thesaurus* di attività e conoscenze provenienti dall'universo relazionale, l'ipotesi relativa alla presenza di opinion leader può essere considerata ancora oggi valida. Tuttavia, ci si potrebbe chiedere se tale figura abbia mantenuto la stessa compattezza tratteggiata dalle ricerche citate, o se invece si debba ragionare su modelli più molecolari e multipolari, in cui questi mediatori devono avere la capacità di attraversare i nodi di un ecosistema complesso[22], contendendosi il potere di influenza e conquistando frammenti di autorevolezza. Facendo riferimento al testo di Coleman, Katz e Menzel, quindi, è plausibile pensare che un'attualizzazione della ricerca potrebbe evidenziare una maggiore fragilità dell'autorità dell'opinion leader in campo medico.

Per quanto riguarda il concetto di habitat, invece, può essere utile riflettere sulla figura del medico, e sulle possibilità di acquisire conoscenze scientifiche, nell'attuale società della comunicazione[23]. Infatti, quando un nuovo farmaco è rilasciato nel mercato, le informazioni che lo riguardano possono essere maggiormente accessibili rispetto al passato grazie al web. Tuttavia, proprio il carattere di immediatezza e la difficoltà di esercitare un controllo efficace prima che una nuova terapia sia stata riconosciuta come valida da una fonte autorevole, potrebbero spingere il medico a cercare forme di scambio e informazioni nel suo ambiente di riferimento, che a sua volta potrebbe essere composto da individui nelle medesime condizioni di incertezza. Si potrebbe dire, quindi, che i media, anche se oggi notevolmente più diffusi ed evoluti, continuano a non agire sui processi di formazione dei network, ma assumono una ruolo decisivo nell'accelerare i processi di diffusione[24].

È altrettanto significativo il fatto che, in modalità differenti, i contenuti relativi a farmaci innovativi siano ricercati e acquisiti da alcuni pazienti, in deficit di fiducia nei confronti della classe medica, sensibilizzati al tema della salute, o semplicemente curiosi. In particolare, questo tipo di disintermediazione dei saperi esperti avviene nel caso di trattamenti complessi o sperimentali, di malattie rare per cui non si sono ancora individuate cure certe, mentre su un versante più legato al benessere esso si concentra sulla ricerca di alimenti e sostanze capaci di agire sul fronte della prevenzione.

La concezione della comunicazione come *heimat* appare, infine, come un luogo di scelte e costruzione di significati, in cui la solidità strutturale acquisita dal sistema dei media non viene messa in disparte dalle forme di scambio interindividuale, ma si configura come una mappa di orientamento su cui i soggetti, interagendo, costruiscono la loro idea di un fenomeno (nel caso specifico, di un nuovo farmaco). In questo senso, il ruolo sempre più pervasivo acquisito dalla rete non coincide con una svalutazione del potere dell'influenza personale. Al contrario, la possibilità per gli esperti di comunicare tra loro attraverso mail, chat e social media indica come la funzione degli opinion leader non sia scomparsa, ma sia transitata in altri ambienti. Potremmo dire, allora, che gli innovatori, in questo senso, sono coloro che si mostrano capaci di integrare il capitale esperienziale, il capitale sociale e il capitale mediale, contribuendo alla costruzione di significati e pratiche condivise. Certamente, il grado di complessità della nostra società, soprattutto, ma non solo, per la pervasività dell'informazione comunicativa, accelera e trasforma in breve tempo situazioni e ruoli che, in passato, godevano di una maggiore stabilità.

NOTE

[1] E. Katz, P.F. Lazarsfeld, *L'influenza personale nelle comunicazioni di massa*, Rai-Eri, Roma 1968 (1955).

[2] J. Coleman, *Fondamenti di teoria sociale*, il Mulino, Bologna 2005 (1990).

[3] P. Bourdieu, *Le capital social: notes provisoires*, «Actes de la recherche en sciences sociales», 31: 2-3; P. Bourdieu, *The Forms of Capital*, in J.G. Richardson (a cura di), *Handbook of Theory and Research for the Sociology of Education*, Greenwood, New York. La

scarsa visibilità di cui ha goduto la formulazione del capitale sociale di Bourdieu nel mondo accademico di lingua inglese è segnalata da Portes nel suo articolo *Social Capital: Its Origins and Applications in Modern Sociology*, «Annual Review of Sociology», 24: 1-24, 1998. Ciò può essere imputabile al fatto che l'iniziale elaborazione presentata da Bourdieu sia stata in francese e che la successiva traduzione abbia trovato spazio all'interno di un testo sulla sociologia dell'educazione.

[4] J. Coleman, *The Adolescent Society*, Free Press, Glencoe 1961; J. Coleman *et al.*, *Equality of Educational Opportunity*, U.S. Government Printing Office, Washington 1966.

[5] D. Riesman, *La folla solitaria*, il Mulino, Bologna 1956 (1950).

[6] E. Morin, *Lo spirito del tempo*, Meltemi, Roma 2005 (1962).

[7] G. Ciofalo (a cura di), *Elihu Katz. I media studies tra passato e futuro*, Armando, Roma 2009.

[8] N.W. Storer, *Introduction*, in R.K. Merton, *The Sociology of Science: Theoretical and Empirical Investigations*, The University of Chicago Press, Chicago 1973, p. XXVI.

[9] H. Menzel, *The Flow of Information among Scientists: Problems, Opportunities, and Research Questions*, Columbia University Bureau of Applied Social Research, New York 1958; H. Menzel, *Planned and Unplanned Scientific Communication*, in B. Barber, W. Hirsch (a cura di), *Sociology of Science*, Macmillan, New York 1962.

[10] Un lavoro esemplare in questo senso è costituito dall'indagine realizzata da Diane Crane sugli *invisible college*, la comunità di network di scienziati che gioca un ruolo decisivo nella diffusione della conoscenza. D. Crane, *Invisible colleges: diffusion of knowledge in scientific communities*, University of Chicago Press, Chicago 1972.

[11] P.F. Lazarsfeld *et al.*, *The People's Choice*, Duell, Sloan and Pearce, New York 1944.

[12] E.M. Rogers, *Diffusion of Innovation*, Free Press, New York 1995, p. 66.

[13] H. Menzel, E. Katz, *Social Relations and Innovation in the Medical Profession: The Epidemiology of a New Drug*, «Public Opinion Quarterly», 19: 337-52, 1955.

[14] J. Coleman, E. Katz, H. Menzel, *The Diffusion of an Innovation among Physicians*, «Sociometry», 20(4): 253-270, 1957.

[15] B. Ryan, N.C. Gross, *The diffusion of hybrid seed corn in two Iowa communities*, «Rural Sociology», 8: 15-24, 1943.

[16] E. Katz, *The Social Itinerary of Technical Change: Two Studies on the Diffusion of Innovation*, «Human Organization», 20: 70-82, 1961.

[17] E.M. Rogers, *Diffusion of Innovation*, Free Press, New York 1995.

[18] C. Van den Bulte, G.L. Lilien, *Medical Innovation Revisited: Social Contagion versus Marketing Effort*, «American Journal of Sociology», 106(5): 1409-1435, 2001.

[19] E.M. Rogers, *Diffusion of Innovation*, Free Press, New York 1995.

[20] C. Van den Bulte, G.L. Lilien, *Medical Innovation Revisited: Social Contagion versus Marketing Effort*, «American Journal of Sociology», 106(5), 2001, p. 1416.

[21] S. Leonzi, G. Ciofalo, *Homo communicans. Una specie di/in evoluzione*, Armando, Roma 2013.

[22] A. Di Stefano, *Gusti capitali. Distinzioni, comunicazione, consumo*, Armando, Roma 2015.

[23] S. Leonzi, *La salute tra norma e desiderio*, Armando, Roma 2013.

[24] P. Perez, N. Ratna, A. Dray, Q. Grafton, D. Newth, T. Kompas, *Diffusion and social networks: revisiting medical innovation with agents*, in H. Qudrat-Ullah, J. Spector, P.I. Davidsen (a cura di), *Complex Decision Making: Theory and Practice*, Springer, Berlino 2008.

JAMES S. COLEMAN – ELIHU KATZ – HERBERT MENZEL

Medical Innovation. Uno studio della diffusione

1. L'innovazione in una società complessa

La seguente ricerca si focalizza nello specifico sulla diffusione di una innovazione in campo medico. L'oggetto d'analisi è costituito da un farmaco piuttosto comune, somministrato dai dottori ai propri pazienti nel Midwest degli Stati Uniti negli anni '50. Tale studio, di specifico interesse per la professione medica e per le istituzioni ad essa correlate, proietta una nuova luce su una piccola parte dei più ampi mutamenti che, di recente, hanno coinvolto il mondo della medicina.

In realtà, in termini più generali, il tema della diffusione di un'innovazione non interessa solo gli specialisti. Infatti, soprattutto in un'epoca caratterizzata dal cambiamento, esso si rivela centrale per tutti coloro che studiano l'attuale società, divenuta complessa e sempre più vasta. In questo senso, riuscire a comprendere – nel bene o nel male – le modalità di diffusione di un'innovazione contribuisce in modo significativo alla conoscenza dell'essere umano in quanto tale. Oltre che per presentare il caso in oggetto, dunque, la ragione che sta dietro l'elaborazione di questo testo è contribuire a tale comprensione.

L'azione individuale in una società sempre più vasta

In contesti sociali poco complessi la diffusione di nuove idee e nuove tecniche avviene attraverso processi piuttosto semplici. Tuttavia, la società in cui viviamo oggi è ben diversa, sovrasta la nostra capacità di comprensione, espandendosi ben oltre i confini delle nostre esperienze immediate. Tale fenomeno ha avuto luogo molto tempo prima della Rivoluzione industriale, ma a quel tempo le persone – o almeno alcune di esse – riuscivano comunque a sviluppare una visione complessiva della società, attingendo alle esperienze dirette che sviluppavano all'interno delle comunità come membri di gruppi trasversali interconnessi e confliggenti.

L'uomo moderno vive una situazione molto diversa. Le società hanno vissuto un'enorme espansione. La proliferazione di gruppi, istituzioni e attività ha generato un'incredibile complessità, mentre la rapidità del cambiamento è tale da rendere obsolete le stesse conoscenze acquisite poco tempo prima. La complessità e il mutamento hanno surclassato il campo esperienziale dell'uomo comune, così come la sua abilità di apprendere dall'esperienza.

Le conseguenze di una società che non comprendiamo ci inquietano. Siamo influenzati da eventi che non comprendiamo, da persone che non abbiamo mai incontrato, da organizzazioni di cui non abbiamo mai sentito parlare. Come possiamo reagire a tali avvenimenti e cosa possiamo fare per cambiare il nostro destino (individuale e collettivo), se i legami che ci collegano a questi fenomeni sono così complessi, intricati e interconnessi? Nel rispondere a tale quesito non dobbiamo dimenticare che, per quanto complessa possa essere, tale società rimane pur sempre composta da esseri umani. Qualunque sia la sua direzione, essa dipende dalle loro azioni, individuali e collettive. Una persona si sforza con tutta se stessa di comprendere il legame che i soggetti e le organizzazioni che la influenzano stabiliscono con la sua vita; contemporaneamente, questi ultimi cercano in tutti i modi di attribuire il giusto significato alle sue risposte. Il funzionario eletto si occupa di processi che, considerata la loro complessità, sfuggono alla comprensione di un profano, e così facendo ne influenza il futuro; al tempo stesso, però, la durata della sua carica dipende proprio dai feedback dell'altro, per quanto incomprensibili e casuali possano essere. Un costruttore di automobili determina il tipo di macchina che un individuo può comprare, e le sue decisioni vengono prese a partire da un insieme di restrizioni che l'acquirente ignora completamente. Tuttavia, la risposta fornita da quest'ultimo – che l'altro non comprende meglio di quanto il cliente comprenda la sua – dà forma alle azioni del costruttore in modo ben più deciso di quanto le scelte del produttore influenzino quelle del consumatore.

Questa crescente "distanza" tra le diverse parti di cui si compone la società moderna ha favorito (con l'assistenza della tecnologia) la nascita di una moltitudine di agenzie comunicative di intermediazione: i quotidiani, la radio, la televisione, il cinema, i cronisti, gli opinionisti, gli esperti di pubbliche relazioni, così come le società che offrono servizi matrimoniali per corrispondenza. Tale distanza ha creato le condizioni per l'affermazione di imprese attive nell'analisi di mercato, le quali aiutano i produttori a comprendere le complessità inerenti le risposte dei consumatori. Allo stesso modo ha dato vita ad agenzie in grado di supportare i consumatori nella comprensione delle complessità inerenti le offerte dei produttori. Forse, però, il risultato più significativo creato da questa distanza è la nascita di un vero e proprio colosso pubblicitario, il "gruppo di pressione" dei produttori, per indurre i consumatori a comprare, votare o a fare qualsiasi altra cosa.

La proliferazione in America di imprese attive nell'analisi di mercato e dei sondaggi di opinione attesta la natura problematica delle risposte fornite dagli individui in una società di massa. I produttori o i politici sentono, in qualche modo, di non avere presa sulle possibili istanze del pubblico, il quale a sua volta nutre lo stesso sentimento nei confronti delle loro azioni. L'incertezza aumenta in modo significativo quando qualcosa di *nuovo* arriva sulla scena – un nuovo prodotto, come ad esempio un'automobile; un nuovo evento, come il lancio dello Sputnik da parte della Russia; oppure un nuovo partito politico. Come risponderanno le persone a tali innovazioni? Questo nuovo avvenimento influenzerà le loro azioni e le loro opinioni? Compreranno quel prodotto? Voteranno il nuovo partito? Li rifiuteranno o si mostreranno indifferenti? In una società come quella contemporanea, caratterizzata dalla separazione delle sue parti e tormentata da un costante processo di innovazione, nessuno conosce le risposte. Un nuovo brand automobilistico viene lanciato con grande enfasi, per poi uscire di scena l'anno successivo; un partito sostiene con forza e convinzione una data posizione, per poi scoprire alle elezioni che la strada intrapresa era quella sbagliata; una casa farmaceutica produce enormi quantità di un nuovo vaccino, per poi abbandonarlo pochi mesi dopo perché il pubblico ha deciso di rifiutare la novità.

Sarebbe possibile prevedere quale sarà la risposta delle persone ad una particolare innovazione soltanto se si conoscesse quella data situazione; ma anche in quel caso la previsione potrebbe rivelarsi errata. In realtà, forse, la questione più interessante e importante è *come* il pubblico risponde, dal momento che l'innovazione può essere comunicata ed annunciata in molti modi

– attraverso le notizie giornalistiche, le pubblicità, in radio e in televisione, nei giornali, nelle conversazioni informali, nelle parole pronunciate sottovoce tra le panche di una chiesa, nelle conferenze pubbliche.

Alcune di queste comunicazioni rimangono inascoltate, altre si rivelano particolarmente efficaci, alcune generano un effetto "boomerang"; nel complesso, intrecciandosi, esse danno vita ad un imponente ed intricato modello di comunicazione. A differenza delle strutture comunicative del passato, che nella loro semplicità non andavano oltre i semplici annunci pubblici e le discussioni in privato, la rete di comunicazione che connette le diverse parti della nostra società e che assicura una risposta collettiva all'innovazione si presenta invece sfaccettata. Interrogarsi sul suo funzionamento è una questione al tempo stesso complicata ed affascinante. È complicata perché così l'ha resa la società moderna; è affascinante perché, pur non sapendo come, la soluzione al problema sociale delle "parti separate" sta lì, nei processi di comunicazione.

Il compito del sociologo e l'obiettivo di questo libro

Il sociologo, oggi, può essere chiamato ad offrire una comprensione simile a quella fornita dall'esperienza dell'uomo comune nelle società più piccole e meno complesse. Sicuramente, questa piccola professione tende, il più delle volte, a parlare a se stessa e fa fatica a svelare le trame che, nella società moderna, ci uniscono e ci separano. Tale compito, però, è quanto mai rilevante e la speranza è che un giorno se ne facciano carico agenzie sufficientemente importanti e competenti. In questo modo sarà possibile trasferire tale conoscenza all'uomo comune, che ne ha urgentemente bisogno, e a quelle istituzioni e a quei soggetti che, con le loro azioni, danno forma al suo futuro. Anche loro hanno la medesima urgenza, sia se intendano promuovere una particolare innovazione o resistervi.

È con questo spirito che il libro è stato pensato. Esso rappresenta un tentativo di fotografare i processi attraverso cui un'innovazione, nella società, arriva ad essere accettata ed usata. Il focus è particolarmente circoscritto, incredibilmente circoscritto a fronte dell'ampiezza del problema considerato nella sua complessità. Esso prende in esame i medici di quattro piccole città nello svolgimento della loro pratica professionale e l'adozione di un nuovo farmaco. La ricerca non esamina l'impatto di questa innovazione in tutti gli Stati Uniti, né include nella sua analisi le reazioni ad altre novità introdotte, sia in campo medico che nella società più in generale. Come sarà evidente più avanti, tuttavia, questo singolo caso presenta un livello significativo di complessità che non permette di investigarne tutti gli aspetti intrinseci. Il presente libro offre, in realtà, una valutazione sistematica e quantitativa delle strutture comunicative che favoriscono la diffusione di tale innovazione dentro e attraverso le comunità mediche locali. Un prolungamento cruciale sulla strada che va dal produttore al consumatore, dalla casa farmaceutica al paziente.

Tutto il libro è concentrato su questo singolo caso, ma rimane sullo sfondo la questione più generale: il tipo di legame che unisce importanti attori della società – produttori e consumatori, governo e pubblico – e gli effetti prodotti da tali complesse relazioni sulle risposte che delle persone offrono ad una innovazione culturale o politica.

2. *Le criticità dell'innovazione medica*

Lo studio presentato in questa sede è motivato da un interesse per l'innovazione medica, così come per i processi di trasmissione e accettazione delle innovazioni in generale (per i fattori sociali e psicologici che influenzano il processo di propagazione di nuove idee). All'interno di questo ampio *framework*, lo studio dell'innovazione medica costituisce un caso di particolare importanza.

Il caso di studio di un'innovazione medica: l'introduzione di un nuovo farmaco

I processi attraverso cui i medici vengono a conoscenza delle innovazioni e le accettano non sono stati adeguatamente indagati. Quando si è presentata l'opportunità di condurre una ricerca di questo tipo al Bureau of Applied Social Reserach della Columbia University, questa è stata accolta come un'occasione per verificare ed estendere le idee ed i metodi precedentemente sviluppati dagli studi condotti dal

Bureau sull'influenza della trasmissione[1]. Si è deciso che la ricerca dovesse rilevare gli schemi di diffusione di un nuovo prodotto farmaceutico dal momento della sua accettazione da parte della comunità medica. Il farmaco selezionato per l'indagine è stato rilasciato poco tempo prima che la ricerca fosse intrapresa, ottenendo un ampio riscontro tra i medici. In questa sede lo abbiamo chiamato "Gammanym", sebbene non sia questo il suo nome reale.

Dal momento che le ricerche sull'adozione di altri prodotti analoghi sono scarsamente comparabili, non si può sostenere che la sua introduzione rifletta il "tipico" processo di diffusione di un nuovo farmaco, tantomeno

[1] Vedi Elihu Katz, *The Two-Step Flow of Communication: An Up-to-Date Report on a Hypothesis*, «Public Opinion Quarterly», XXI (1957), 61-78. Due recenti articoli riesaminano gli studi disponibili sull'adozione delle innovazioni da parte dei medici. Il lavoro di Raymond A. Bauer e Lawrence H. Wortzel, *Doctor's Choice: The Physician and His Sources of Information about Drugs*, «Journal of Marketing Research», III (1966), 40-47, ricostruisce il ruolo rivestito in tale processo dalla promozione farmaceutica attraverso i resoconti forniti dagli stessi medici sulle loro adozioni. Curtis P. McLaughlin e Roy Penchansky, in *Diffusion of Innovation in Medicine: A Problem of Continuing Medical Education*, «Journal of Medical Education», XL (1965), 437-447, basandosi su un'ampia varietà di ricerche focalizzate sul flusso dell'informazione e dell'innovazione tecnica, all'interno e all'esterno del campo della medicina, definiscono e proiettano nuova luce su molti aspetti, principalmente dal punto di vista della teoria delle decisioni.

quello di tutte le innovazioni mediche[2]. Dai dati raccolti nel presente studio è emerso che i dottori che per primi hanno introdotto il Gammanym nelle loro pratiche, tendono in genere ad adottare anche altri farmaci quasi con la stessa rapidità. Tale tendenza, però, non va estesa all'atteggiamento che essi nutrono nei confronti delle innovazioni mediche di altra natura.

È dunque importante soffermarsi su alcune proprietà del Gammanyn che possono avere influito sulle modalità di diffusione. Tale prodotto non può essere acquistato senza la prescrizione del medico, è un farmaco cosiddetto etico. Non è semplicemente un nuovo brand, piuttosto è un composto genericamente nuovo. Ciononostante, esso si presenta come il prodotto più recente di una famiglia di farmaci consolidata, i cui componenti, ampiamente usati, sono stati ritenuti già molto efficaci. Il Gammanym è caratterizzato da un'ampia varietà di utilizzo che consente al medico di poterlo somministrare quasi quotidianamente. È un farmaco potente, usato in genere nel trattamento di condizioni acute; di conseguenza, la sua efficacia può essere sempre testata in tempi

[2] Vedi Theodore Caplow e John J. Raymond, *Factors Influencing the Selection of Pharmaceutical Products*, «Journal of Marketing», XIX (1954); Ben Gaffin ed altri, "Attitudes of U.S. Physicians toward the American Pharmaceutical Industry" (Chicago, 1959). Si rimanda, in particolare, a Charles Winick, *The Diffusion of an Innovation among Physicians in a Large City*, «Sociometry», XXIV (1961), 384-396.

relativamente brevi. Infine, esso risulta in competizione soltanto con pochi altri prodotti simili, e con un numero limitato di farmaci appartenenti ad altre famiglie.

Sembrerebbe ragionevole supporre che le medicine che differiscono in modo più sostanziale dai loro predecessori, con una gamma di utilizzo più specifica o con effetti meno prevedibili, possano implicare modelli di adozione differenti rispetto a quello qui analizzato. La speranza, infine, è che si conducano studi in grado di confrontare l'adozione di diverse innovazioni mediche, classificate secondo queste ed altre caratteristiche[3]. Nel frattempo, ci auguriamo che il Gammanym funzioni da primo "tracciante" in grado di illuminare le traiettorie seguite dall'innovazione medica.

Il disegno della ricerca

Inizialmente è stato condotto uno studio pilota in una piccola comunità del New England con circa trenta medici[4]. Dopo l'analisi dei risultati è stata pianificata e realizzata una ricerca su larga scala su 216 dottori in

[3] Per un tentativo in questa direzione si veda Herbert Menzel, *Innovation, Integration and Marginality*, «American Sociological Review», XXV (1960), 704-713.

[4] Si rimanda a H. Menzel ed Elihu Katz, *Social Relations and Innovation in the Medical Profession: The Epidemiology of a New Drug*, «Public Opinion Quarterly», XIX (1955), 337-352.

quattro comunità del Midwest[5]. Nella scelta del luogo ha influito il desiderio di impostare l'indagine su un gruppo di tre o quattro città – con differenti caratteristiche per quanto riguarda le strutture ospedaliere disponibili e la popolazione – all'interno di una medesima zona non soggetta all'influenza di un grande centro medico. Per motivi di convenienza amministrativa, si è deciso di rimanere ad Est del Mississippi e a Nord della linea Mason Dixon.

La più grande delle quattro città selezionate aveva una popolazione di circa 110.000 abitanti e, al momento della ricerca, 182 medici con studi privati. In due suoi ospedali erano garantiti posti per il praticantato (uno in quattro specializzazioni, l'altro in otto), mentre in un terzo nosocomio non vi erano strutture per l'internato. Le altre tre città avevano una popolazione variabile tra i 30.000 e i 40.000 abitanti, ed ognuna ospitava tra i 45 e 75 medici non ospedalieri. In una di queste città vi erano tre policlinici, nelle altre, invece, due ciascuna; in nessuna delle seguenti strutture veniva offerto il praticantato. Queste quattro città differivano anche nella percentuale della distribuzione dei medici tra gli ospedali, e nella quantità dei dottori disposti a riconoscere la propria lealtà ad un unico nosocomio. Ulteriori differenze sono emerse

[5] Altri 12 medici sono stati utilizzati come ulteriore fonte di informazione. La maggior parte delle tabelle nel libro si riferisce soltanto ai 125 dottori del "campione di prescrizione".

per quanto riguarda la prevalenza di uffici e ambulatori condivisi da più medici.

Studi precedenti condotti sulla trasmissione dell'influenza hanno messo in luce l'importanza, spesso trascurata, del passaparola come mezzo di comunicazione, e, nell'intento di rilevare la sua centralità, sono giunti nel tempo ad un affinamento dei propri metodi[6]. Anche in questa sede si è ritenuto che i rapporti tra colleghi potessero essere cruciali nel determinare la risposta ad una innovazione. Di conseguenza, non ci siamo limitati ad intervistare i medici, ma abbiamo anche identificato la loro posizione all'interno della rete delle relazioni sociali e professionali stabilite con altri dottori. A tal fine, ad ogni intervistato è stato chiesto di indicare il nome dei colleghi più stretti appartenenti alla comunità medica. I risultati ottenuti dimostrano ampiamente quanto sia utile integrare tale approccio, adottato in precedenza in studi di altro tipo[7], con l'indagine condotta tramite interviste.

Un'altra decisione, guidata dalle medesime considerazioni, è stata quella di intervistare, per quanto possibile, *tutti* i dottori all'interno di un'area ristretta,

---

[6] Katz, *The Two-Step Flow of Communication*; in Katz e Paul F. Lazarsfeld, *Personal Influence: The Part Played by People in the Flow of Mass Communication* (New York: The Free Press of Glencoe, 1955).

[7] Vedi Gardner Lindzey ed Edgar F. Borgatta, *Sociometric Measurement*, in Gardner Lindzey (a cura di), *Handbook of Social Psychology* (Cambridge, Mass.: Addison-Wesley, 1954).

sulle cui specializzazioni il nuovo farmaco avesse un importante impatto potenziale medici generici, internisti e pediatri – piuttosto che medici appartenenti ad un'area molto più vasta, selezionati attraverso un campionamento casuale. Ciò ha permesso di includere nel campione i "colleghi" nominati da ogni dottore nell'intervista, distinguendo in questo modo coppie o catene di medici connessi. L'85% di questi (126) è stato intervistato. Con il budget a disposizione è stato possibile raggiungere quasi la metà dei restanti 208 dottori (ad es. quanti hanno specializzazioni diverse da quelle dei medici internisti o dei pediatri). Queste ulteriori interviste sono state realizzate nel tentativo di sovracampionare il gruppo dei medici che era in stretto contatto con i 126 inizialmente sottoposti ad indagine.

Una terza importante differenza rispetto alla normale ricerca basata su interviste è stata la decisione di esaminare le prescrizioni registrate disponibili in tutte le farmacie della zona, così da ottenere una documentazione recente dell'utilizzo del Gammanym e dei farmaci correlati da parte dei medici. Tale raccolta è durata sedici mesi, successivi al rilascio del prodotto per la vendita. Sono stati selezionati cicli di campionamento di tre giorni ad intervalli più o meno mensili, e si è proceduto alla raccolta di tutte le ricette, relative al Gammanym e ai farmaci destinati ad essere sostituiti da questo, prescritte in tali periodi dai 125 medici generici, internisti e pediatri.

In questo modo, l'effettivo utilizzo del nuovo prodotto poteva essere studiato ed analizzato come informazione ottenuta nel corso delle interviste. Le indicazioni prodotte dalle ricette hanno reso possibile determinare, con relativa accuratezza e oggettività, il momento (la data) in cui ciascun medico ha iniziato a prescrivere il Gammanym, così come diversi altri aspetti.

Le informazioni ottenute nelle interviste hanno riguardato i seguenti argomenti:

1. il background, medico e non, del dottore;
2. i suoi orientamenti ed atteggiamenti verso diversi aspetti della medicina e verso la comunità di appartenenza;
3. l'esposizione del medico a varie fonti di informazione, formali e informali, riguardanti i nuovi farmaci;
4. il resoconto relativo alle influenze ricevute nella decisione di adottare il Gammanym (nel caso in cui il processo di adozione avesse avuto effettivamente luogo);
5. l'utilizzo generale, da parte del medico, della famiglia di farmaci cui appartiene il Gammanym e le modalità di trattamento di specifiche condizioni che richiedono il loro uso;
6. i suoi rapporti con gli altri dottori della comunità medica locale: i suoi amici, le sue fonti informali di informazione, i suoi "consulenti".

Il focus principale della ricerca è rappresentato dalle caratteristiche del medico, correlate al momento della sua adozione del Gammanym. Le informazioni raccolte consentono, dunque, di valutare che tipo di impatto abbiano avuto sull'introduzione del farmaco la formazione specialistica del dottore, la disponibilità economica dei suoi pazienti, l'atteggiamento del medico verso gli elementi connaturati al proprio ruolo professionale, il suo grado di esposizione alle diverse fonti di informazione, e molti altri fattori. Ma, oltre agli aspetti che descrivono il medico come un individuo, è anche possibile esaminare il modo in cui i rapporti personali che egli intrattiene con altri suoi colleghi influenzano la sua risposta al nuovo farmaco. Inoltre, tali dati sociometrici, a differenza di quelli che emergono dalle normali interviste, consentono di analizzare più in profondità la trasmissione dell'informazione e dell'influenza personale da individuo a individuo.

3. Le scelte del medico

La prima volta in cui il medico ha sentito parlare del Gammanym

Secondo i medici, qual è stata, dunque, la fonte che li ha informati per la prima volta dell'esistenza del Gammanym? La tabella 1 fornisce la risposta a tale quesito: più della metà dei 141 dottori che ha ricostruito il proprio processo decisionale ha indicato come prima fonte il "detail man", cioè il rappresentante della casa farmaceutica.

Tabella 1 – La prima fonte di informazione relativa al Gammanym

Contatto personale			67%
	"Detail man"	57%	
	Colleghi	7%	
	Riunioni, seminari	3%	
Letteratura			33%
	Pubblicità postale casa farmaceutica	18%	
	Articoli di riviste specialistiche	7%	
	Periodici casa farmaceutica	4%	
	Letteratura, non specificata	3%	
	Annunci su rivista	1%	
Altro			---
Totale medici			100% (141)

Quindi, la maggior parte dei medici che ha adottato il Gammanym individua nel rappresentante commerciale una fonte iniziale. In questo senso, i dati contenuti nella tabella 1 sono in linea con altri studi condotti sulle decisioni dei dottori, i quali inoltre insistono sul ruolo importante svolto dal "detail man" nel sistema di comunicazione tra medici[1]. Tuttavia, a questo punto sarebbe opportuno ricordare un aspetto altrettanto ricorrente, per cui la quantità di rappresentanti effettivamente incontrati non influenza il momento di adozione del farmaco.

Mentre il "detail man" è stato di gran lunga la prima fonte d'informazione più frequente per quanto riguarda

[1] Ad esempio, si consideri come confronto lo studio condotto a livello nazionale da Gaffin and Associates, "Attitudes of U.S. Physicians", in cui il 48% di un campione di 1.011 medici statunitensi ha chiamato in causa il "detail man" quando si trattava di rispondere alla seguente domanda: "Pensi al nome di un farmaco che lei ha prescritto (o suggerito) di recente per la prima volta. Da dove le è giunta, se le è giunta, l'informazione che l'ha portata a prescriverlo o a suggerirlo?". Altre fonti indicate erano: posta diretta (20%), riviste mediche (17%), saggi (10%), altri medici (8%), altro (13%), non ricorda (18%). Si rimanda anche a Caplow e Raymond, "Factors Influencing the Selection of Pharmaceutical Products" (si noti, tuttavia, che alcuni dei canali di comunicazione sembrano essere risultati influenti *in seguito* all'uso iniziale del nuovo farmaco). Per una recente revisione degli studi di questo tipo, vedi Bauer e Wortzel, "Doctor's Choice".

il Gammanym, la tabella 1 suggerisce anche che il 43% degli intervistati ha indicato una prima fonte alternativa. La seconda fonte iniziale più ricorrente – sebbene molto inferiore rispetto al dato del rappresentante – è la pubblicità per corrispondenza delle casa farmaceutiche. Considerati insieme, questi due canali commerciali di comunicazione (il primo personale, l'altro impersonale) costituiscono il 75% delle fonti menzionate come portatrici di informazione. Meno ricorrenti risultano l'articolo pubblicato su una rivista specializzata o un altro medico (entrambi al 7%). Altre fonti – come i periodici delle case farmaceutiche, gli annunci pubblicitari su riviste o gli incontri professionali – sono state considerate di minore importanza come canali di prima informazione.

Per la maggior parte dei medici è evidente che questo primo passo nella sequenza degli eventi necessari all'adozione del farmaco ha richiesto uno sforzo limitato. La visita del "detail man" è un incontro passivo in cui ci si limita ad ascoltare; inoltre non sottrae tempo libero poiché ha luogo durante l'orario di lavoro del dottore. In apparenza, le prime informazioni relative al nuovo farmaco non provengono quasi mai da una fonte che i medici devono cercarsi da soli[2].

---

[2] Ciononostante alcuni medici sembrano *davvero* ricavare le loro informazioni iniziali da queste fonti. Ad esempio, gli internisti (14%) tendono, in misura maggiore rispetto ai medici

Tuttavia, è importante ricordare che pochi dottori hanno adottato il Gammanym dopo averne sentito parlare solo da una fonte. Quasi il 90% di loro, infatti, prima di prescrivere il farmaco ha cercato o atteso notizie da diverse sorgenti. Oltre al fatto già citato che il numero dei "detail men" incontrati non ha influenza sui tempi di adozione del Gammanym, tale aspetto fornisce un quadro in qualche modo più chiaro sul ruolo del venditore. Quest'ultimo spinge l'*informazione* verso la fase della "consapevolezza". Come si vedrà tra poco, egli si dimostra invece meno importante quando arriva il momento in cui il medico si interroga sulle possibilità o meno di testare il nuovo farmaco.

L'informazione non è sufficiente

Sono diversi gli studi che hanno fatto ricorso alle ricostruzioni ex post degli *adopters* per valutare la relativa influenza e le funzioni dei vari strumenti di

---

generici (7%), ai pediatri (7%) e agli altri specialisti (4%), ad indicare gli articoli su rivista come loro prima fonte informativa nell'adozione del farmaco. Tali confronti suggeriscono che medici diversi usano i vari mezzi di informazione in modi differenti. Alcuni *utilizzano* le riviste per informarsi sui nuovi farmaci, mentre altri aspettano di sentirne parlare dal "detail man" o da un amico; alcuni ricorrono al rappresentante delle case farmaceutiche come loro contatto primario per aggiornarsi sui nuovi sviluppi, mentre altri non lo fanno.

comunicazione. In effetti, questa rappresenta forse l'impostazione più frequente impiegata nella ricerca sociologica sulla diffusione dell'innovazione[3]. Uno dei temi principali che ricorre in tutte le indagini, così come nel presente studio, è l'idea che il mero possesso dell'informazione riguardante la disponibilità di un'innovazione non sia quasi mai una causa sufficiente per spiegare la sua adozione: l'informazione non basta.

Ad esempio, uno studio sulla diffusione del grano da semina ibrido fra gli agricoltori dell'Iowa ha dimostrato che, mentre più del 90% ne aveva sentito parlare già nel 1934, la percentuale si riduceva a meno del 20% quando si consideravano coloro che l'avevano iniziato ad utilizzare sin da quell'anno. Come sottolineano gli autori, «è evidente che [...] il mancato accesso all'informazione non è stato, per molti operatori, un fattore determinante nell'adozione ritardata. Coloro

---

[3] Per una bibliografia degli studi sulla trasmissione e accettazione di nuove idee e pratiche, si rimanda a Rogers, *Diffusion of Innovations.* Vedi anche il lavoro di ricostruzione realizzato da Eugene A. Wilkening, "The Communication of Ideas on Innovations in Agriculture", in Stanford University, Institute for Communications Research, *Studies of Innovation and of Communication to the Public* (Stanford: The Institute, 1962). Una discussione dei problemi metodologici connessi alla ricostruzione delle scelte dei decision-makers è presente in Paul F. Lazarsfeld and Morris Rosenberg, *The Language of Social Research* (New York: The Free Press of Glencoe, 1955).

che hanno adottato il grano da semina ibrido alla fine del ciclo di diffusione ne avevano sentito parlare quasi contemporaneamente ai primi adopters»[4]. Quindi, una prova rilevante è rappresentata dall'intervallo di tempo che separa il momento in cui il medico sente parlare del farmaco per la prima volta, dalla sua effettiva adozione.

Rispetto allo studio sul grano da semina ibrido, la presente ricerca rivela l'esistenza di uno scarto temporale più limitato tra questi due momenti. Ma si deve anche ricordare che il Gammanym ha avuto una diffusione più rapida. Solo nei primissimi mesi successivi al rilascio del farmaco c'è stata una discrepanza considerevole tra la percentuale di coloro che (quando intervistati) sostenevano di conoscere il nuovo farmaco a quel tempo e quanti l'avevano effettivamente testato. Poi, la percentuale cumulativa dei medici che avevano sentito parlare del Gammanym superava leggermente quella degli *adopters*, e la forma delle due curve si presentava piuttosto similare[5].

[4] Bryce Ryan e Neal Gross, *Acceptance and Diffusion of Hybrid Seed Corn in Two Iowa Communities*, Iowa Agricultural Experiment Station, Research Bulletin N. 372 (Ames, Iowa: Iowa State College Press, 1950). Elihu Katz in *The Social Itinerary of Technical Change: Two Studies on the Diffusion of Innovation*, «Human Organization», XX (1961), 70-82, mette a confronto Ryan e Gross con lo studio riportato in questo libro.

[5] Quarantadue tra i medici per i quali è stato possibile definire quando ha avuto luogo l'adozione, hanno fornito una ricostruzione approssimativa del momento in cui avevano

Mentre i dottori hanno agito piuttosto velocemente dopo aver ottenuto notizie sul nuovo farmaco, tuttavia la loro azione non si è basata soltanto sull'informazione originale. La testimonianza fornita dai medici sui diversi canali d'influenza intervenuti nel loro processo decisionale offre, in questo senso, un contributo decisivo. Approssimativamente, soltanto il 10% dei dottori intervistati ha riferito di aver adottato il Gammanym dopo averne sentito parlare da un'unica fonte informativa. Il 90% ha indicato invece due o più mezzi di comunicazione; il 62% ne ha segnalate tre o più, mentre alcuni anche quattro o cinque. Naturalmente, questo non significa che la fonte d'informazione primaria non abbia importanza; in realtà, come si mostrerà più avanti, i medici ritengono che la prima fonte è la più rilevante. Ad ogni modo, l'aspetto principale che emerge è che la decisione di adottare il Gammanym dipende da una varietà di fonti informative.

Tale elemento ricorre spesso anche nelle ricerche sull'adozione dell'innovazione al di fuori dell'ambito

---

sentito parlare per la prima volta del Gammanym. Il confronto tra le due date rivela che i due terzi dei dottori erano entrati in possesso di informazioni sul farmaco entro i quattro mesi dal suo rilascio, ma solo un terzo lo aveva adottato a partire da quel momento. Dal quinto mese, tuttavia, la quota di medici che avevano testato il Gammanym era quasi simile alla percentuale di quanti avevano ricavato informazioni in merito.

medico. Infatti, sia che si tratti di un nuovo prodotto alimentare, di una nuova pratica in campo agricolo, di una nuova moda, è raro che un *adopter* indichi di essere stato influenzato da un solo mezzo. In genere, nel processo decisionale rivestono un ruolo attivo due, tre o più fonti d'influenza. Questo non significa però che il possesso dell'informazione si traduca in un'azione immediata, al contrario.

Le fasi del processo di adozione

Recenti studi non si sono limitati a dimostrare che, nel processo decisionale finalizzato all'adozione di una innovazione, è all'opera una combinazione di media diversi. Tali ricerche sono state in grado di rilevare come ogni mezzo rivesta un ruolo specifico e come esista un preciso ordine temporale di trasmissione del messaggio[6]. Studi ancora più recenti hanno compiuto un ulteriore passo in avanti, tentando di stabilire se la successione dei diversi canali d'influenza attivi nel processo decisionale corrisponda alla sequenza delle fasi osservate nel processo cognitivo che è alla base

---

[6] Si veda, ad esempio, Ryan e Gross, *Acceptance and Diffusion of Hybrid Seed Corn*; e E.A. Wilkening, *Roles of Communicating Agents in Technological Change in Agriculture*, «Social Forces», XXXIV (1955), 361-367.

della decisione stessa[7]. Sia le teorie che le ricerche suggeriscono come, per decidere, sia necessario transitare attraverso quattro o cinque stadi cognitivi. Il primo è la fase della "consapevolezza", nella quale un adopter potenziale viene a conoscenza di una innovazione. Nel secondo stadio, l'individuo è motivato dalla curiosità e dall'"interesse" a cercare più informazioni relative all'innovazione e alla sua possibile utilità. Nel terzo stadio, l'individuo attraversa quello che è stato definito il "processo mentale" dell'innovazione, valutandola nel contesto delle proprie necessità e raggiungendo eventualmente la decisione di testarla o meno. Questa prende il nome di fase dell'"applicazione", della "valutazione" o del "processo decisionale". Ne consegue un'attenzione particolare a come tradurre in concreto tale decisione nella fase di "processo"; ciò presuppone un'informazione dettagliata

[7] Vedi George M. Beal, Everett M. Rogers e Joe M. Bohlen, *Validity of the Concept of Stages in the Adoption Process*, «Rural Sociology», XXII (1957), 166-168; James H. Copp, Maurice L. Sill e Emory J. Brown, *The Function of Information Sources in the Farm Practice Adoption Process*", «Rural Sociology», XXIII (1958), 146-157; Everett M. Rogers e George M. Beal, *The Importance of Personal Influence in the Adoption of Technological Change*, «Social Forces», XXXVI (1958), 329-335. Per una lettura critica dell'ipotesi delle fasi si veda Robert Mason, *The Use of Information Sources in the Process of Adoption*, «Rural Sociology», XXXIX (1964), 40-52.

inerente le tecniche. Infine, si tratta di decidere se continuare ad usare la nuova innovazione: questa è la fase dell'"adozione" o dell'"accettazione".

Le ricerche hanno evidenziato come tali momenti siano riconosciuti dagli stessi soggetti che decidono di adottare un'innovazione, e come, inoltre, alcuni mezzi tendano ad essere associati a ciascuna di queste fasi. Ad esempio, nella fase della "consapevolezza" relativa ad una nuova pratica in ambito agricolo, sono i mezzi di comunicazione – in particolare le riviste specializzate in tale ambito – a rappresentare i principali canali di informazione. Nella fase dell'"interesse", tuttavia, anche se i mass media sono ancora importanti, altri strumenti informativi – fonti informali (come, ad esempio, vicini e amici), agenzie di divulgazione di tematiche agricole, canali commerciali e così via – rivestono la medesima rilevanza. Nella fase della "valutazione", in cui il contadino si sofferma sul significato potenziale dell'innovazione, predominano fonti comunicative informali. Infine nella fase di "processo", dove l'attenzione cade sul *come* mettere in atto la decisione, prevalgono mezzi informativi di tipo commerciale[8].

[8] Studi più recenti hanno mostrato che se ogni fonte impiegata si rivela appropriata per ciascuna fase decisionale (ad esempio, i mass media nella fase della "consapevolezza", i canali informali nello stadio della "valutazione", e così via), l'adozione tende ad essere più precoce rispetto a quando le fonti sono usate in modo "inappropriato" (come gli amici e i vicini nella fase della

Naturalmente, l'importanza relativa delle diverse fonti varia in funzione dei differenti tipi d'innovazione. Per quanto riguarda il grano da semina ibrido, ad esempio, se le compagnie produttrici hanno giocato un ruolo di primo piano nel processo di marketing, i rappresentanti commerciali tendevano invece a rappresentare la prima fonte d'influenza, come accade anche nel nostro studio. Di nuovo, però, le fonti informali sono state consultate prima che qualsiasi azione venisse intrapresa. Nel complesso, dunque, in diversi studi emerge come le fonti d'influenza relativamente più formali – in particolare i mass media impersonali, così come l'agente privato di un'azienda interessata – possano fornire notizie in merito a ciò che è nuovo. Tale processo è seguito, prima dell'effettiva adozione dell'innovazione, da un controllo piuttosto estensivo di altre fonti informative, e in particolare di quelle di tipo informale-personale rappresentate da parenti, vicini e amici.

La sequenza delle fonti nell'adozione del Gammanym

Il concetto delle fasi cognitive non è stato impiegato nella progettazione del presente studio. Ma se si assume che l'ordine in cui i medici vengono influenzati dalle diverse fonti rispetta, a grandi linee, l'ordine di tali stadi,

---

"consapevolezza"). Si rimanda a Copp *et al.*, *The Function of Information Sources.*

è possibile esaminare in che misura gli schemi di utilizzo dei mezzi informativi, indicati dagli stessi dottori, corrispondano ai risultati emersi da altre ricerche.

Quindi, quali sono i successivi canali di informazione cui hanno fatto ricorso i medici dopo la fonte di informazione primaria? La tabella 2 mostra la sequenza delle fonti suggerite da tutti i dottori che ne hanno indicate tre o più[9].

Si presti attenzione alle tendenze di ciascuna riga. Mentre il "detail man" è in genere la prima fonte d'informazione, in seguito a crescere di importanza sono altre fonti. Le riviste specialistiche, ad esempio, che sono state indicate soltanto dal 6% dei medici come primo canale informativo, vengono nominate come fonte intermedia nel 21% dei casi.

---

[9] 87 medici (62%) su 141, che hanno ricostruito le loro decisioni relative all'adozione del Gammanym, hanno indicato tre o più canali. Le informazioni relative a 39 medici (28%) che hanno suggerito due fonti non vengono presentate separatamente. La distribuzione del primo e secondo canale informativo non differisce in modo sostanziale da quella, rispettivamente, della prima fonte di informazione e di quella intermedia, mostrate nella tabella 2.

Tabella 2 – La sequenza delle fonti di informazione del Gammanym per i medici che indicano tre o più canali

		Prima fonte	Fonte intermedia*	Fonte finale
Contatto personale		65%	46%	41%
	Detail man	52%	27%	5%
	Colleghi	10%	15%	28%
	Riunioni, seminari	3%	4%	8%
Letteratura		34%	53%	58%
	Pubblicità postale casa farmaceutica	22%	16%	14%
	Articoli di riviste specialistiche	6%	21%	21%
	Periodici casa farmaceutica	3%	11%	21%
	Letteratura, non specificata	3%	2%	---
	Annunci su rivista	---	3%	2%
Altro		---	2%	1%
Totale		100% (87)	100% (131)	100% (87)

* 87 medici hanno indicato 131 fonti intermedie tra la prima fonte e la fonte finale. Le percentuali di questa colonna sono calcolate in modo tale che il 100% equivalga a 131 menzioni di fonti intermedie.

Anche i periodici delle case farmaceutiche e i colleghi assumono maggiore importanza come fonti intermedie. E la stessa tendenza continua nella colonna delle fonti finali, cioè quelle fonti che si sono dimostrate influenti immediatamente prima dell'adozione. La più significativa tra queste è rappresentata dai colleghi (28%); combinando quest'ultimo dato con quello delle riunioni, si raggiunge il 36% delle fonti finali menzionate. Le riviste specialistiche (21%), così come i periodici delle case farmaceutiche (21%), si attestano al secondo posto. In questo caso, il dato relativo al "detail man" sembra poco significativo, dopo che in precedenza era stato chiamato in causa da quasi tutti gli intervistati. Da notare, inoltre, il declino nell'importanza della posta inviata dalle case farmaceutiche e la costante inconsistenza della pubblicità nelle riviste specialistiche. Il confronto tra la colonna finale e quella della fonte iniziale suggerisce che il dottore diventa sempre più *attivo* nella ricerca di ulteriori informazioni. Infatti, se all'inizio è lui ad essere inseguito dalle comunicazioni inerenti il farmaco, diverso è il discorso in termini di impegno quando si tratta di consultare i colleghi e leggere gli articoli scientifici nelle riviste specialistiche e nelle comunicazioni delle case farmaceutiche.

Tali risultati sembrerebbero in linea con la teoria delle fasi cognitive delineata in precedenza. La fase della "consapevolezza", come è stato già sottolineato, è dominata dal "detail man", affiancato in qualche modo dalle informative postali inviate dall'azienda farmaceutica. Se assumiamo che le fonti intermedie rappresentano la fase dell'"interesse", è chiaro che sono diversi e vari i mezzi di informazione in gara tra loro.

Nella fase della "valutazione", tuttavia, che culmina nella decisione di provare effettivamente il farmaco, predominano in termini di influenza le fonti informali e quelle maggiormente professionali. Le prime non sono costituite dai parenti, dai vicini e dagli amici degli studi sulle attività agricole, ma da colleghi specializzati (chiaramente l'equivalente medico degli amici coltivatori). Anche le riviste specialistiche, così come, per certi versi in modo sorprendente, le comunicazioni informative delle aziende farmaceutiche, le quali sono curate in modo professionale e richiedono costi di stampa elevati, rivestono ruoli valutativi di notevole importanza. In breve, sembra che esistano almeno due tipi di media: quelli che "informano" e quelli che "legittimano" l'azione. In genere, i canali commerciali del venditore e la posta diretta tendono ad informare, mentre le fonti più professionali rappresentate da colleghi, riunioni e riviste mediche (incluso il giornale aziendale sponsorizzato a livello commerciale) sono portate in apparenza a legittimare. I secondi richiedono uno sforzo ben più significativo dei primi.

La fonte ritenuta più importante

Inferendo i ruoli delle diverse fonti a partire dalla loro collocazione nel processo decisionale, si può sostenere che i canali informativi che si attivano più avanti lungo la sequenza sono importanti tanto quanto quelli che entrano in scena prima. Questa, ovviamente, è un'ipotesi. Si basa sull'idea che il medium chiamato in causa per ultimo *deve* essere importante, altrimenti, se così non fosse, come mai l'azione non è stata intrapresa prima? È chiaro, però, che tale discorso potrebbe essere sviluppato anche in modo diverso. Ad esempio, il canale che si attiva più avanti potrebbe semplicemente rinforzare o "innescare" una decisione già presa sulla base della prima fonte d'informazione. O ancora, si potrebbe ipotizzare, in modo piuttosto plausibile, che il medico non stia tanto indicando l'ordine con cui le diverse fonti fanno la loro comparsa lungo il processo decisionale, ma che piuttosto stia fornendo una sua impressione riguardo la loro importanza relativa. Se così fosse, la fonte più saliente, presumibilmente la più importante, verrebbe indicata per prima.

In effetti, gli stessi medici sembrerebbero confermare tali discorsi. Quando, seguendo la loro ricostruzione dell'ordine dei canali informativi più significativi, gli viene chiesto di indicare il medium che loro ritengono "più importante", nella maggior parte dei casi essi designano il "detail man"[10]. Il 38% dei medici attribuisce a quest'ultimo un ruolo determinante

[10] La domanda posta è stata: "Tra tutte le fonti da lei indicate, qual è stata la più importante nella sua decisione di adottare il Gammanym?".

come soggetto più influente, il 23% ritiene che lo siano gli articoli di riviste, mentre il 20% considera centrali, insieme, i colleghi e le riunioni. In altri termini, le fonti che intervengono dopo appaiono ai medici *meno* rilevanti se confrontate con quelle che si attivano prima[11].

La questione, naturalmente, è legata a cosa si intenda davvero con "importante". Quantomeno ora è chiaro che la domanda centrale è: "importante per cosa?". Considerato il nuovo approccio degli studi della diffusione, secondo il quale media differenti svolgono funzioni differenti, è evidente che le domande relative al "più importante" avrebbero dovuto essere riproposte più volte: per il mezzo che ha veicolato più informazioni, per quello che si è rivelato più utile nel decidere se provare o meno il nuovo farmaco, e così via.

Sarebbe opportuno, dunque, non associare la valutazione che il medico offre in termini di "maggiore importanza" alla domanda: "quale mezzo ha svolto una funzione legittimante?". È quest'ultimo interrogativo ad essere prioritario. In effetti, esiste un'ulteriore prova che sembra confermare l'interpretazione secondo cui le fonti menzionate per ultime sono,

[11] Il canale informativo menzionato per primo è stato, in genere, anche quello ritenuto il più importante nelle decisioni studiate da Katz e Lazarsfeld in *Personal Influence*. In realtà, Ryan e Gross, in *Acceptance and Diffusion of Hybrid Seed Corn*, hanno rilevato che la fonte più rilevante è l'ultima.

in realtà, quelle portate a legittimare. Tale evidenza aggiuntiva è rappresentata dalla distribuzione delle risposte che i medici danno alla domanda: "quando avete bisogno di informazioni o consigli su aspetti di natura terapeutica, in genere a chi vi rivolgete?". Anche se tale quesito tende a riferirsi a questioni generali relative alla terapia, piuttosto che ad aspetti specifici riguardanti l'efficacia di un medicinale, le risposte danno comunque un'idea della direzione seguita dal medico per avere informazioni sul farmaco. La tabella 3 rivela come, molto spesso, i dottori menzionino le stesse due fonti che mostrano il maggior risultato come canali di informazione sul Gammanym che si attivano più avanti nella sequenza: le riviste specialistiche e i colleghi (i libri sono stati citati con la stessa frequenza delle riviste). Questi dati suggeriscono che le fonti d'informazione successive – in altri termini, il canale cui i dottori si sono rivolti *dopo* aver sentito parlare del farmaco per la prima volta – svolgono una funzione di consulenza. I mezzi informativi che hanno registrato il maggior incremento dalla prima alla seconda fonte e dalla seconda alla terza (Tabella 2) sono per l'appunto quelli indicati più spesso come fonte di consulenza (Tabella 3).

Tabella 3 – Le fonti informative cui si rivolgono i medici per questioni di natura terapeutica*

Colleghi del posto	43%
Riviste specialistiche	34%
Libri	34%
Letteratura, non specificata	17%
Fonti mediche non locali	13%
Compendi commerciali	11%
Riviste aziendali casa farmaceutica	9%
Riunioni o convention	5%
Servizio di Abstract o Faq**	5%
Altre fonti	20%
	(216)

* Le risposte superano complessivamente il 100% in quanto alcuni medici hanno citato più di una fonte.

** L'*abstracting service* indica quel servizio che fornisce abstract di pubblicazioni su un determinato tema o argomenti integrati, mentre il *Question and Answer service* offre risposte in merito ad una specifica questione (*N.d.T.*).

La ragione per cui le riviste aziendali delle case farmaceutiche si collocano in uno degli ultimi posti della tabella potrebbe essere dovuta al fatto che questa fonte, a differenza delle riviste specialistiche e dei colleghi, fornisce informazioni specifiche sui farmaci. Ma la sua posizione suggerisce anche un altro aspetto: le fonti cui un medico si rivolge per alcuni consigli, le fonti che riescono a soddisfare meglio una funzione di legittimazione, non si collocano quasi mai all'esterno dell'ambito professionale. I canali di tipo commerciale come il "detail man", le informative postali delle case farmaceutiche e le pubblicità nelle riviste funzionano molto meno da fonti di *consulenza*. Le riviste aziendali sembrano avvicinarsi a tali canali professionali più di quanto riescano a fare gli altri mezzi commerciali, anche se nessuna tra queste fonti pare in grado di eguagliare la rilevanza dei primi.

Le fonti indicate dagli early adopter e dai late adopter

Altri studi sulla diffusione mostrano che gli *early* e i *late adopter* tendono ad indicare fonti differenti, capaci di influenzare il loro processo decisionale[12]. Ad esempio, spesso gli *early adopter* sono più persuasi dai canali informativi esterni alla comunità (come i mezzi di comunicazione o i venditori), mentre è più probabile che i *later adopter* siano influenzati da parenti, amici e vicini. Infatti, come osservato in precedenza, i primi sono portati in misura maggiore a partecipare ad incontri e a visitare istituzioni fuori città, e così via.

---

[12] Si confronti Ryan e Gross, *Acceptance and Diffusion of Hybrid Seed Corn*, Rogers e Beal, "The Importance of Personal Influence", e F.E. Emery e O.A. Oeser, *Information, Decision and Action: Psychological Determinants of Changes in Farming Techniques* (Melbourne, Australia: University of Australia Press, 1958).

Ricostruendo le loro decisioni, comunque, notiamo come i medici siano incredibilmente simili. Nonostante la grande differenza temporale che separa gli *early adopter* dai *late adopter*, e nonostante le molte correlazioni relative al momento dell'adozione riportate in questo volume, entrambi indicano come influenti esattamente le stesse fonti, ed essenzialmente la medesima sequenza d'influenza. In altre parole, è impossibile distinguere tra gli *early adopter* e i *late adopter* sulla base delle loro ricostruzioni. Da ciò possiamo solamente concludere che se un medico ha adottato il Gammanym immediatamente dopo il suo rilascio o sedici mesi più tardi, è il "detail man" in genere, insieme alla pubblicità inviata per posta, a trasmettere al dottore le prime notizie sull'innovazione, esercitando una funzione informativa. In seguito, un ruolo crescente, forse di natura valutativa, viene giocato dalle fonti interne alla professione. Poco prima dell'adozione, il medico tende a consultare un collega, una rivista, o il giornale aziendale della casa farmaceutica. Tali canali potrebbero bloccare l'uso del farmaco o innescare la decisione di prescriverlo.

A prescindere dal momento dell'adozione, il processo mentale sembra dunque molto simile. Questa apparente somiglianza può essere dovuta in parte ad una retrospezione fallace e alla tendenza a riportare stereotipi piuttosto che eventi reali. In realtà, la somiglianza degli schemi suggerisce che, in larga misura, i dottori, siano essi innovatori o *late-adopters*, tendono ad affrontare il medesimo processo decisionale, mossi essenzialmente dalla stessa sequenza di canali di influenza. Sembra però che gli innovatori attraversino tali sequenze ad una velocità più alta, grazie soprattutto alla loro maggiore esposizione alle fonti esterne o alla loro capacità di reagire con maggiore prontezza.

4. Le reti interpersonali e il flusso di influenza

Da quanto emerso nel capitolo precedente[1] è evidente che un qualche forma di reazione a catena o "contagio" abbia avuto luogo nella diffusione dell'innovazione – in questo caso, l'uso del farmaco Gammanym – tra i medici. Considerata la consistenza delle prove raccolte e l'unicità del caso esposto, vale a dire l'opportunità di ricostruire tale processo attraverso un gruppo di strutture sociali note, appare importante ora esaminare questo fenomeno più nel dettaglio, ponendo particolare attenzione alle reti delle relazioni sociali in quanto tali. Procederemo ad interrogarci sul contagio, rilevando in quale parte dei network sociali, attraverso quali percorsi e in quale direzione abbia più incisivamente operato durante le varie fasi del processo di diffusione.

Questo capitolo, dunque, ancor più dei precedenti, andrà oltre il livello analitico individuale, oltre l'idea secondo cui ogni attore reagisce come un atomo isolato alle forze capaci di influenzarlo. I capitoli precedenti,

[1] Il capitolo indicato dagli autori non è presente nel seguente volume [*N.d.T.*].

pur focalizzati sugli individui e sul contesto delle loro relazioni sociali – nella forma di colleghi d'ufficio, amici, partner di discussione e così via – hanno mantenuto il soggetto come unità di osservazione. Abbiamo utilizzato la categoria delle classi di individui, come ad esempio i medici integrati e quelli isolati. Di seguito, tuttavia, saranno analizzate *coppie* di medici tra loro connessi e non ci si focalizzerà invece sui singoli individui che compongono tale relazione. Le coppie caratterizzate al loro interno da rapporti amicali, ad esempio, saranno messe a confronto con quelle composte da partner di discussione al fine di valutare quale, tra le due, sia più portata ad attivarsi simultaneamente nel processo di adozione del farmaco. Oppure, le coppie i cui componenti hanno effettuato scelte condivise saranno sottoposte a comparazione con le coppie formate da membri le cui decisioni, di tipo unidirezionale, appaiono non reciproche. Nello specifico, dunque, questa parte del libro abbandona l'indagine comparativa condotta su classi di individui, per soffermarsi invece su classi di relazioni sociali.

Porre l'attenzione su coppie di soggetti piuttosto che su singoli attori potrebbe sembrare soltanto un modesto passo in avanti nel percorso di indagine delle reti delle relazioni sociali. Di fatto lo è. Risulterebbe più soddisfacente, e sicuramente sarebbe più aderente alla complessità della realtà, prendere in considerazione, come unità di analisi, concatenazioni più estese e sistemi di relazioni maggiormente ramificati. Ma, dal momento che i metodi per l'analisi dei processi sociali sono così poco sviluppati, abbiamo preferito restringere l'indagine a coppie di rapporti. Così è anche più semplice studiare il processo di contagio. Infatti, se è vero che quest'ultimo segue le reti sociali tracciate, i suoi percorsi più probabili sono costituiti dai legami che connettono coppie di individui (…). L'influenza tende a fluire, allora, dal consulente a chi viene consigliato (o forse al contrario), tra i partner di discussione, e tra gli amici.

Ma nel nostro caso specifico, come ha luogo il "contagio" nell'adozione di un farmaco tra una coppia di dottori? Si potrebbe desumere che esso si verifichi nella misura in cui l'utilizzo del Gammanym da parte di un medico sia rapidamente seguito dall'adozione di chi lo ha consigliato, di chi è stato consigliato, del suo interlocutore o del suo amico[2]. Utilizzeremo innanzitutto il parametro della pressoché simultanea adozione del farmaco, per esaminare il *momento* in cui il contagio sociale si è rivelato più forte; poi

[2] Questo approccio presuppone un fatto che abbiamo già esposto, vale a dire che il Gammanym ha avuto un'adozione piuttosto diffusa, con pochissime defezioni e con esperienze sostanzialmente favorevoli (…). Altrimenti l'effetto dell'influenza tra dottore e dottore avrebbe potuto presentarsi contrario a quanto sostenuto.

considereremo la *direzione* della sua traiettoria e *quali medici* ne sono risultati più influenzati; infine, rileveremo quale delle tre *reti* di relazioni sociali si è dimostrata più efficace. Ciascuna questione ora citata sarà affrontata nello specifico nei paragrafi che seguono. Ma prima è necessario domandarci in che misura il contagio ha caratterizzato il processo di diffusione nella sua interezza.

La simultaneità nelle adozioni del farmaco da parte dei medici tra loro connessi: il quadro complessivo

Il primo problema, il più ovvio, che deve essere affrontato ricorrendo a questo approccio è il seguente: qual è il livello di equivalenza medio, per tutti i medici e le adozioni nel periodo di rilevazione, tra le date di utilizzo del farmaco di ciascun dottore e quelle di chi ha consigliato o è stato consigliato, del suo interlocutore e del suo amico? La risposta sorprendente a questa semplice domanda è che non c'è equivalenza, al di là del livello di similarità che ci si poteva aspettare qualora non avesse avuto luogo alcun contagio.

Com'è stato ottenuto questo responso? Qual è il livello di equivalenza previsto in assenza del contagio e come viene calcolato il suo effettivo valore?

Ad esempio, misurare la similitudine nelle date di introduzione del Gammanym tra i partner di discussione significa determinare in che percentuale tali coppie hanno iniziato ad usare il farmaco nello stesso mese, un mese dopo, due mesi dopo, e così via. La figura 1 è stata pensata per questo scopo.

Figura 1 – Le date di introduzione del Gammanym per ciascun componente delle coppie di partner di discussione

DATE OF FIRST USE BY NOMINATING DOCTOR (MONTHS AFTER RELEASE)

DATE OF FIRST USE BY NOMINATED DOCTOR (MONTHS AFTER RELEASE)	1	2	3	4	5	6	7	8	9	10	11	12	13	14	15	16	17	NOT	TOTAL
1	3				1	2	4				1		1						12
2	1	4			1		1	4			1				1			2	15
3		2	1	3	2	1	1	3		1				1	2			2	19
4	1		1	2	2	1		3						2				2	14
5	1		1	1	1	2	3	1	1	1	1					1		4	18
6	4	3	1		3		1		1								1	1	15
7	4			1	2	2	2	1			1		1	1				1	16
8	1	2	4	4	2	2	1	1			2		1		1	1		3	25
9				1	1	1					1			1					5
10																			0
11				1					1										2
12																			0
13											1							1	2
14				1			1					1							3
15		1																	1
16																			0
17																		1	1
NOT		2	2		3	1	1		1									3	13
TOTAL	15	14	10	14	18	12	15	13	4	2	8	1	3	5	4	2	1	20	161

Una "coppia" è stata considerata tale nel momento in cui, nel modulo di prescrizione, un medico ha indicato un altro collega come suo partner di discussione. In base alla data di adozione del Gammanym da parte del medico designante e di quello indicato come interlocutore, ciascuna di queste coppie è stata assegnata rispettivamente ad una colonna e ad una riga della Figura 1. Le coppie di dottori che hanno adottato il farmaco nel corso dello stesso mese si collocano nelle celle poste lungo la diagonale; quelle, invece, i cui componenti lo hanno introdotto a distanza di un mese l'uno dall'altro, sono collocate in una posizione adiacente la stessa, e così via. Maggiore è la distanza dalla diagonale, più grande è l'intervallo che separa il momento dell'adozione dei membri della coppia. Da questa tabella è facile calcolare la distanza temporale media che divide i componenti di ciascun abbinamento: per queste coppie di interlocutori, l'intervallo medio è pari a 5,39 mesi[3].

---

[3] I "mesi", in questo caso, si riferiscono ad intervalli di campionamento medi di 28,5 giorni (...). Per il calcolo della media, si presume che i 16 medici che non hanno prescritto il Gammanym nell'intervallo di tempo campionato lo abbiano introdotto un mese dopo la fine dell'indagine (si vedano le colonne e le righe etichettate come "not" nella figura 1). Nella tabella ogni scelta reciproca indica due coppie, dal momento che colui che sceglie e il soggetto collegato a tale decisione rappresentano una "coppia" (...).

Con quale "intervallo medio atteso" deve essere confrontato tale dato? Sono possibili diverse definizioni di questo concetto, la più semplice delle quali è l'intervallo medio che sarebbe stato registrato se i medici di ogni città fossero stati aggregati come coppie in modo casuale, piuttosto che sulla base delle loro scelte. Nel caso in questione, la procedura è stata corretta per mantenere la proporzione, osservata, delle decisioni dei dottori che hanno adottato il farmaco per ciascun periodo. Ciò compensa la popolarità differenziale dei medici che hanno introdotto il Gammanym in momenti diversi, correggendo ad esempio lo stesso effetto di integrazione sull'adozione del farmaco (...). Quindi l'intervallo medio atteso descrive la situazione che prevarrebbe se il rapporto tra l'integrazione e la rapida adozione del farmaco fosse proprio come è stato riscontrato, e se il contagio, confermato dai brevi intervalli presenti all'interno delle coppie, non si fosse verificato[4].

Calcolati gli intervalli medi osservati ed attesi all'interno della coppia, un semplice indice di simultaneità è definito dalla seguente formula:

$$\text{Indice di simultaneità} \quad \frac{\text{Intervallo medio atteso}}{\text{Intervallo medio osservato}}$$

[4] (...) Le frequenze attese sono state calcolate separatamente per ciascuna città e poi sommate, al fine di evitare la presenza ingannevole della simultaneità nella coppia risultante da possibili differenze tra le città.

Questo indice misura la deviazione del valore osservato da quello atteso, espresso come una frazione del suo massimo (l'intervallo medio osservato è pari a zero in caso di completa simultaneità, ad esempio con tutte le coppie sulla diagonale della Figura 1). L'indice è uguale a zero quando gli intervalli osservati sono, in media, pari a quelli previsti in assenza di influenza all'interno delle coppie; è più 1 quando i membri di ogni coppia adottano l'innovazione durante lo stesso mese; è negativo quando gli intervalli tra le date di adozione del farmaco da parte dei medici tra loro connessi sono anche maggiori, in media, di quanto ci si aspetterebbe in assenza del contagio[5].

Nella fattispecie, gli intervalli medi osservati ed attesi sono risultati quasi identici, pertanto l'indice di simultaneità ha avuto un valore vicino allo zero in tutti e tre i network. O almeno, questo è emerso quando sono stati considerati tutti i medici e l'intero periodo di rilevazione. È evidente che la capacità delle reti di influenzare i tempi di adozione del Gammanym è stata limitata ad alcune categorie di dottori e/o a determinati periodi di tempo. A questo punto diventa necessario chiederci quando le reti si sono dimostrate efficaci e per chi.

---

[5] Nei casi in cui l'intervallo reale superava quello atteso (valore negativo dell'indice), si doveva utilizzare un diverso denominatore (...).

Quando sono stati efficaci i network?

Si è ipotizzato che la massima efficacia delle reti si sarebbe realizzata all'inizio del processo di diffusione, subito dopo la commercializzazione del farmaco. Presumibilmente, i medici hanno avuto più bisogno di informazioni e rassicurazioni sul Gammanym da parte dei colleghi nel periodo iniziale, piuttosto che in quello successivo, poiché in quella fase le conoscenze oggettive inerenti il farmaco e la sua efficacia nella pratica quotidiana erano ancora limitate. Ciò è stato suggerito anche dal comportamento prudente degli innovatori che hanno introdotto per primi il Gammanym (...). Le influenze sociali sono più forti quando la "realtà oggettiva" è più ambigua, come attestato da numerosi studi socio-psicologici[6]. Di fronte alla necessità di

[6] Un esperimento classico su questo tema è quello di Muzafer Sherif, riportato in *The Psychology of Social Norms* (New York: Harper and Bros., 1936). Altri studiosi hanno ulteriormente approfondito l'argomento, come ad esempio Solomon E. Asch: si veda in questo senso *Social Psychology* (New York: Prentice-Hall, 1952), in particolare il capitolo 16. Kurt Lewin e i sostenitori del suo pensiero hanno lavorato in questo ambito, usando il termine "realtà sociale". Un esempio dell'applicazione di tale categoria può essere rintracciato in Leon Festinger, Stanley Schachter e Kurt Back, *Social Pressures in Informal Groups: A Study of Human Factors in Housing* (New York: Harper and Bros., 1950), p. 168. Per quanto riguarda concetti collegati come quelli di "rappresentazione collettiva" e "validazione consensuale", si

prendere una decisione in una situazione incerta – in una circostanza caratterizzata da opacità – le persone guardano gli uni agli altri per ottenere indicazioni in merito alla struttura della situazione.

Figura 2 – Immagine più estesa di una porzione della Figura 1, suddivisa in segmenti mensili

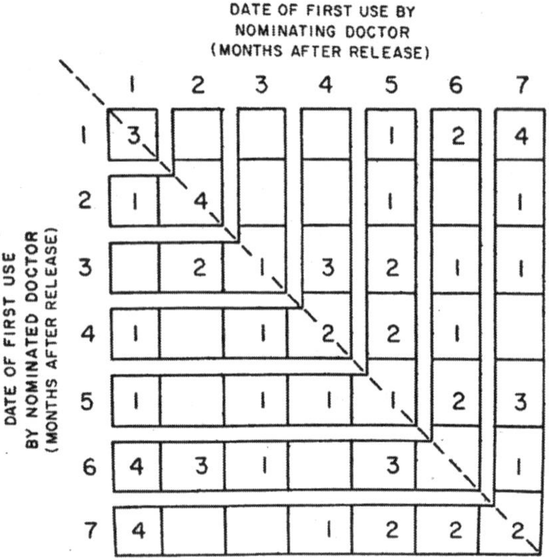

---

rimanda rispettivamente a Emile Durkheim, *The Elementary Form of the Religious Life* (Glencoe: The Free Press, 1947) e a Harry Stack Sullivan, *The Interpersonal Theory of Psychiatry* (New York: Norton, 1953).

Quando compare un farmaco inedito, i medici che sono in stretta relazione con i loro colleghi interpretano in modo similare le nuove sollecitazioni prodotte, sviluppando nei confronti di queste una visione più o meno condivisa.

L'analisi della Figura 1 mostra infatti un raggruppamento intorno alla diagonale, qualora si consideri soltanto la parte superiore a sinistra, che rappresenta i primi mesi. Per descrivere più precisamente questa tendenza, la stessa figura (...) è stata suddivisa in segmenti mensili, come illustrato nella Figura 2. Ciascuno di questi, caratterizzati da una forma ad L, registra le coppie di medici che hanno *completato* l'adozione del Gammanym durante uno specifico mese, vale a dire, le coppie in cui anche il componente "più lento" ha adottato il farmaco nell'arco di quello stesso mese.

Figura 3 – La simultaneità di coppia per le tre reti in momenti diversi

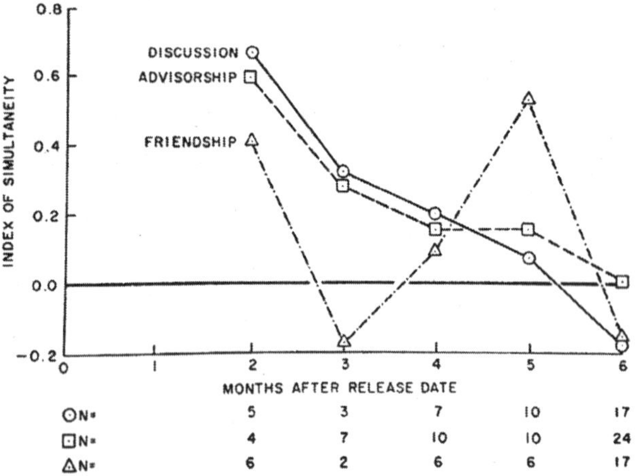

Il raggruppamento intorno alla diagonale all'interno di ciascun segmento indica, dunque, quanto siano ravvicinate le adozioni del farmaco da parte dei medici nel corso di un dato mese, in seguito a quelle effettuate in precedenza dai loro partner di discussione. Questo intervallo, al confronto con quello corrispondente atteso, ancora una volta si è rivelato estremamente ridotto per coloro che, per primi, hanno introdotto il Gammanym, ma ben più ampio per quanti lo hanno adottato in seguito (...). I valori dell'indice di simultaneità, calcolati precisamente come descritto nelle prime pagine di questo capitolo, ma in modo distinto per quanto riguarda le coppie che hanno completato l'adozione del Gammanym durante ciascun mese, sono riportati nella Figura 3 fino a sei mesi successivi al rilascio del farmaco. In tale figura sono rappresentate le curve specifiche di tre coppie differenti: quelle caratterizzate da rapporti amicali, quelle i cui componenti sono partner di discussione, e quelle composte da consulente e consigliato.

Gli schemi che emergono sono coerenti sia con le analisi precedenti che con quelle successive, anche se la relativa interpretazione è da intendersi con riserva a causa del ridotto numero di casi esaminati[7]. Prima di tutto, è evidente che i network di contatti tra dottore e dottore hanno funzionato in modo più efficace durante i primi cinque mesi successivi al rilascio del nuovo farmaco: tale influenza che l'adozione del Gammanym da parte di ciascun medico ha avuto sui colleghi più stretti si è verificata evidentemente subito dopo che il farmaco è diventato disponibile. Infatti, nei mesi successivi omessi nella Figura 3, l'indice cala drasticamente e diventa persino negativo.

In secondo luogo, è chiaro che i tre network non si comportano in modo identico. La rete di "discussione"

[7] Le N sotto le figure 3-4-5 si riferiscono al numero delle *coppie* di medici che hanno completato l'adozione del farmaco durante il mese indicato.

e quella di "consulenza" hanno mostrato una maggiore simultaneità di coppia nel periodo iniziale, per poi declinare progressivamente. La rete "amicale", invece, sembra manifestare la sua massima efficacia nei mesi successivi. Questa interessante differenza tra le due strutture più professionali ("discussione" e "consulenza") da un lato, e il network più propriamente sociale ("amicale") dall'altro, sarà affrontata in una sezione successiva di questo capitolo. In ogni caso, dopo il quinto o sesto mese dal rilascio del nuovo farmaco, nessuna delle reti rivela una qualche simultaneità di coppia al di là di ogni possibile aspettativa.

L'influenza sociale in situazioni con ambiguità variabile

Se è vero che questo dato si spiega con il fatto che, durante i primi mesi, la mancanza di conoscenza oggettiva del farmaco e del suo comportamento è più accentuata, allora la stessa tendenza dovrebbe essere confermata anche da altri dati presenti in questo studio. La prova della maggiore importanza della comunicazione interpersonale dovrebbe emergere in ogni punto in cui possono essere messe a confronto situazioni di maggiore e minore ambiguità. Fortunatamente, i nostri dati rendono possibile tale comparazione in un altro aspetto del comportamento del medico messo in atto in relazione al Gammanym.

In questo caso, le informazioni a nostra disposizione non si riferiscono al *momento dell'introduzione* di un nuovo farmaco, ma piuttosto *all'uso abituale o al mancato utilizzo* di determinate classi di farmaci moderni per due condizioni specifiche – le infezioni respiratorie e i casi di ipertensione primaria (da lieve a moderata) – su cui i medici sono stati intervistati.

Nelle infezioni respiratorie acute, come ad esempio la polmonite, il dottore può effettuare una diagnosi piuttosto accurata, prescrivendo uno qualsiasi tra i pochi trattamenti specifici disponibili che ritiene più appropriato, per verificare il giorno dopo il tipo di reazione avuta dal suo paziente. In questa situazione sono moltissime le prove tangibili a disposizione del medico. Si consideri invece il caso di una malattia cronica come l'ipertensione, in cui il dottore possiede informazioni scarse sulla patologia in quanto tale, sulla sua efficacia e sugli effetti collaterali della vasta gamma di farmaci disponibili. Il paziente iperteso, inoltre, non viene ri-esaminato il giorno dopo, bensì settimane o mesi più tardi. In una situazione come questa, priva di controllo, è difficile definire che tipo di ruolo abbia avuto la terapia prescritta, e se ne abbia avuto uno.

Chiaramente, questa è la circostanza caratterizzata da maggiore incertezza. Secondo l'ipotesi, dunque, le coppie di medici tra loro connessi dovrebbero mostrarsi più simili (rispetto alle possibili aspettative) nel trattamento dell'ipertensione piuttosto che in quello delle infezioni respiratorie. Nel tentativo di verificarla, i medici sono stati prima classificati in funzione del fatto se avessero indicato o meno un antibiotico ad ampio spettro come "l'antibiotico o solfonammide adottato con maggiore frequenza in condizioni infettive del tratto respiratorio". Poi la classificazione dei dottori ha tenuto conto del fatto se avessero incluso o meno farmaci a base di rauwolfia serpentina nel loro "trattamento usuale dell'ipertensione primaria, in casi lievi o moderati"[8]. Infine, gli utilizzatori della rauwolfia sono stati divisi considerando le loro preferenze, a favore della reserpina o di altri preparati della rauwolfia. Si è supposto che ci fosse una "realtà oggettiva" ancora più ambigua dietro la scelta operata tra le varietà di rauwolfia rispetto a quella alla base delle preferenze fra la rauwolfia e altri trattamenti. Per quanto riguarda la prima classificazione, un medico e il suo collega sono stati considerati *simili* se entrambi o nessuno dei due aveva indicato un farmaco ad ampio spettro; per quanto riguarda la seconda, sono stati considerati tali se entrambi o nessuno dei due aveva preferito le reserpine ad altri farmaci a base di rauwolfia.

(...)

[8] Gli intervistati collocano prima l'uso diffuso della rauwolfia e di altri farmaci come tranquillanti.

È evidente (...) che i medici che si scelgono l'un l'altro hanno maggiori probabilità di utilizzare gli stessi tipi di farmaci per quanto riguarda l'ipertensione rispetto a quanto avviene in relazione alle infezioni respiratorie. Inoltre, fatta eccezione per le coppie amicali, essi sono più propensi a compiere la stessa scelta tra le varietà di preparati a base di rauwolfia che non fra la rauwolfia stessa e altri trattamenti. Questo risultato, come l'omogeneità nelle date di adozione del Gammanym nel primo periodo, presumibilmente nasce dal bisogno di ottenere una conferma sociale in una situazione in cui un'autorevole validazione oggettiva risulta scarsa. E proprio come i periodi successivi non mostrano alcuna omogeneità nelle date di adozione del farmaco, così le infezioni respiratorie non rivelano somiglianze all'interno delle coppie. In entrambi i casi, il bisogno che un collega condivida la definizione della situazione è limitato.

Quale direzione ha seguito l'influenza?

Dato che l'adozione del Gammanym è stata "contagiosa" e che – durante alcune fasi del processo di diffusione – l'utilizzo del farmaco da parte di un membro di una coppia di medici ha indotto anche l'altro componente ad adottarlo, ci si può interrogare su quale direzione abbia seguito, in genere, questa influenza: dal medico a coloro che ha scelto di indicare come suoi amici, interlocutori e consulenti o, di converso, dai dottori così nominati al collega ("colui che ha scelto") che li aveva indicati?

Dobbiamo vedere quale membro di ciascuna coppia è stato in genere il primo ad usare il nuovo farmaco (Tabella 4).

Tabella 4 – Chi segue chi?

	Coppie consulente-consigliato	Coppie di discussione	Coppie amicali
Percentuale delle coppie in cui:			
Il dottore scelto ha usato il Gammanym per primo	49%	50%	46%
Il dottore che sceglie ha adottato il Gammanym per primo	39%	42%	39%
Entrambi lo hanno utilizzato nello stesso mese	12%	9%	15%
Numero totale di coppie	100% (183)	100% (161)	100% (117)

Il capitolo VI (non riportato in questo testo, *N.d.T.*) ha mostrato che coloro (*advisor*) che hanno consigliato il Gammanym tendono, come classe, ad utilizzarlo prima di quelli che non sono stati indicati come tali.

Tuttavia, quanti sono stati consigliati hanno vestito, molto spesso, i panni del precursore nell'adozione del farmaco per i propri rispettivi consulenti, sebbene non così frequentemente come al contrario. Che tale risultato sia similare anche quando si considerano le coppie di partner di discussione e quelle amicali è poco sorprendente, dal momento che tali rapporti si presentano più simmetrici nel significato (lo sono anche empiricamente: sono ricambiate il 37% delle designazioni di amicizia, il 26% delle designazioni di partner di discussione, e soltanto il 13% delle designazioni di *advisor*)[9].

Sembra sussistere una reciprocità relazionale tra i consulenti e i consigliati, così come tra gli interlocutori. Tale aspetto è importante tanto per il processo di innovazione quanto per lo specifico ruolo di ciascun soggetto. A volte, il primo che adotta è colui che consiglia, e all'inizio il medico, legato all'altro da un rapporto di fiducia, ne può seguire l'esempio. In altri casi, invece, tale sequenza è rovesciata e chi è consigliato si muove per primo, seguito dal consulente. Forse ciò dipende da una regola non scritta ma valida in ambito lavorativo, secondo cui colui che è consigliato agisce come un "esploratore", per così dire, che sperimenta il nuovo

[9] Questi dati si basano su tutti i 216 medici intervistati, inclusi coloro che non rientravano nel campione di prescrizione.

farmaco con il sostegno morale di chi consiglia. Forse è una sorta di reciproca rassicurazione, esplicita o implicita, che l'uno fornisce all'altro, testando il nuovo prodotto insieme, condividendone i rischi e confrontando i risultati. In ogni caso, l'influenza non procede soltanto da colui che è scelto a colui che sceglie (tali supposizioni sono state sostenute da risultati preliminari, presenti in uno studio pilota, secondo cui le stelle sociometriche non sono tra le prime ad adottare il nuovo farmaco nelle proprie cerchie. Vedi Menzel e Katz, "Social Relations").

Per chi sono stati efficaci i network?

Il capitolo VII (non presente in questo testo, *N.d.T.*) ha mostrato come le reti sociali abbiano influenzato l'uso del Gammanym solo quando i medici erano ben integrati all'interno dei network. Inoltre, ha rilevato come i medici relativamente isolati tendevano ad innovare attraverso un processo più individualista. Nel presente capitolo, tutti i medici sono stati finora considerati insieme. Ora vale la pena prendere in considerazione separatamente i dottori più o meno integrati, per rilevare se i network abbiano avuto, in realtà, un impatto differente a seconda del gruppo di medici considerato. La figura 4 riporta un indice di simultaneità distinto per i dottori integrati e per quelli isolati. Viene mostrata la media ponderata per tutte e tre le reti interpersonali[10].

Figura 4 – Simultaneità di coppia in differenti momenti, per dottori che differiscono nell'integrazione (valore medio dell'indice per i 3 network)

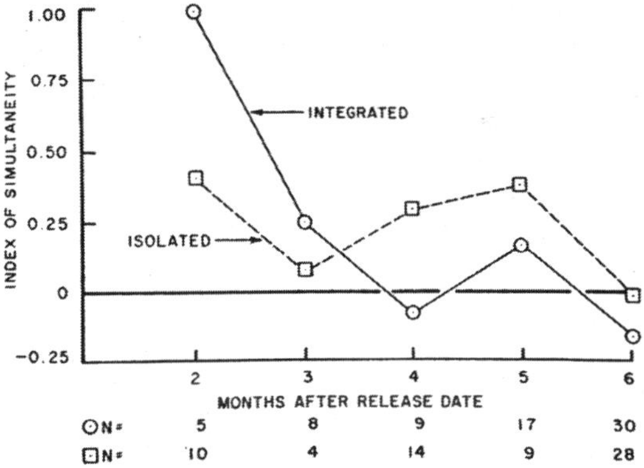

[10] È stata usata la seguente procedura. Per ciascuna delle tre reti sono state elaborate due tabelle come nel caso della Figura 1: una per le coppie il cui componente, colui che sceglie, è stato a sua volta scelto più di una volta ("integrato"), e una per le coppie rimanenti ("isolati"). Ciascuna tabella è stata poi suddivisa come mostrato nella Figura 2, e l'indice di simultaneità è stato calcolato come in precedenza. A causa del ridotto numero di casi, gli indici "integrati" per tutti e tre i network sono stati trasformati in un dato medio, e si è proceduto nello stesso modo per gli indici "isolati". I valori medi sono stati ponderati dal numero di coppie presenti in ciascuna rete.

Il numero di casi è ancora limitato, ma si possono comunque trarre alcune inferenze provvisorie. I medici isolati e i loro colleghi scelti esibiscono una certa simultaneità superiore alle attese, ma non hanno mai sperimentato il culmine dello "stare insieme" nell'adozione del Gammanym raggiunto dalle coppie di medici integrati e dei loro colleghi scelti. In altre parole, la conferma del funzionamento dell'influenza interpersonale è molto più evidente nel caso dei medici integrati. Questo, naturalmente, costituisce un ulteriore indizio del fatto che l'influenza interpersonale è un sottoprodotto dell'integrazione.

Un secondo punto importante nella Figura 4 è che il picco dell'efficacia dell'influenza interpersonale per i medici integrati appare nel primo periodo di cui si può riportare il dato (il secondo mese), dopo di che si registra una netta diminuzione. Le reti di influenza sembrano aver funzionato in modo diverso per i medici isolati. A differenza di quanto accaduto con i dottori integrati, l'indice di simultaneità scende per poi risalire, raggiungendo un nuovo picco nel quinto mese dopo il rilascio del Gammanym. In altre parole, per quanto riguarda i medici più isolati, le reti sociali sembrano aver mantenuto la loro efficacia per un periodo più lungo[11].

---

[11] Questo è un fatto indipendente dall'osservazione presente nel capitolo VI (non presente in questo libro, *N.d.T.*), secondo la quale i medici più isolati tendono in media ad adottare il

Questa differenza fra i medici integrati e quelli isolati suggerisce un risultato piuttosto diverso rispetto a prima: non è che i dottori isolati non siano stati influenzati dalle reti sociali, piuttosto l'effetto su di loro è avvenuto molto più *tardi*. L'impatto sui medici integrati è stato rapido e intenso, quello sui dottori isolati si è rivelato più lento e più debole, ma non per questo è stato assente (si ricordi naturalmente che i medici definiti isolati sono tali solo in parte, mantenendo una qualche forma di rapporto con i propri colleghi).

(...)

I dottori isolati non sono stati in stretto contatto con i loro colleghi, e le informazioni o le assicurazioni relative al nuovo farmaco li hanno raggiunti in modo più lento. Ciò ha fatto sì che fossero meno indotti ad adottarlo prima, meno portati ad introdurlo "insieme" ad un *adopter* precoce anche nei casi di rapida adozione, e meno inclini ad adottarlo insieme in generale. Tuttavia, data la loro relativa mancanza di informazioni, la situazione riguardante il processo decisionale è rimasta, per loro, ambigua per un periodo più lungo, creando maggiore simultaneità per i medici isolati nelle fasi successive.

Gammanym molto più tardi dei medici integrati. Si vede ora che quando i dottori più isolati lo hanno introdotto prima, il contributo delle reti sociali alla realizzazione di tale processo è stato inferiore a quello fornito quando l'adozione del Gammanym da parte degli stessi attori si è compiuta più avanti nel tempo.

Tutto questo sottolinea l'importanza delle strutture sociali anche per i medici relativamente isolati. Ciononostante, per quanto deboli siano stati i loro legami con la comunità dei medici, anche l'influenza dei colleghi ha rivestito un ruolo nelle loro decisioni.

Quando è stato efficace ciascun network?

Se i tre network (amicali, discussione di casi, e di consulenza) fossero stati analizzati separatamente e non in modo composito, sarebbe stato possibile osservare che nella rete amicale – a differenza delle altre due – sia per i medici integrati che per quelli isolati la simultaneità dell'introduzione ha avuto inizio più tardi ed è stata persistente più a lungo. Tale osservazione ne richiama un'altra formulata in precedenza: la Figura 3, come si ricorderà, ha rivelato, nei primi mesi, un alto grado di simultaneità nell'introduzione del Gammanym per le altre reti di medici (partner di discussione e coppie di consulenza), ma un'omogeneità relativamente bassa nello stesso periodo nelle reti amicali. Nei mesi successivi, tuttavia, l'importanza del contatto nei due network professionali è diminuita in modo costante, mentre il picco di efficacia del network amicale è stato raggiunto circa cinque mesi dopo il rilascio del nuovo farmaco.

Le diverse reti naturalmente sono entrate in gioco in momenti differenti della diffusione del Gammanym. I network di consulenza e di discussione sono stati *i primi* a dare voce all'innovazione e ad esercitare la propria influenza sulla sua adozione. Dopo questo periodo, ogni riferimento al nuovo prodotto ha avuto luogo all'interno di conversazioni più informali, quelle che si svolgono nelle reti amicali. Così, trascorso il periodo di efficacia per i network professionali – vale a dire, dopo che questi avevano avuto il loro effetto su tutti i medici che si erano dimostrati "disponibili" nei loro confronti, socialmente e psicologicamente – l'influenza veniva ancora veicolata attraverso i canali amicali.

Dove è stato efficace ciascun network?

Tuttavia, la relativa efficacia delle diverse reti, cioè la probabilità che sia operativa una rete piuttosto che un'altra, sembra comunque variare a seconda del *luogo*, vale a dire a seconda della comunità in cui vive il medico. Ciò è evidente quando si mettono a confronto i risultati precedentemente illustrati nella Figura 3 con i dati corrispondenti calcolati solo per la Città A (Figura 5). Questa, come si ricorderà, al confronto degli altri tre contesti urbani presenta caratteristiche diverse per quanto riguarda la popolazione (110.000 abitanti rispetto a 30.000-40.000), la quantità di medici privati (182 contro 45-75), il numero delle specializzazioni riconosciute negli ospedali, e altre proprietà secondarie (…).

Separare i casi in una città riduce ulteriormente il numero di "coppie" disponibili per la rilevazione ad ogni intervallo mensile. Questa probabilità spiega le irregolarità mostrate nella Figura 5 e lascia enormi riserve sull'interpretazione di questo grafico[12].

Figura 5 – Simultaneità di coppia nella città A, a confronto con tutte le città combinate

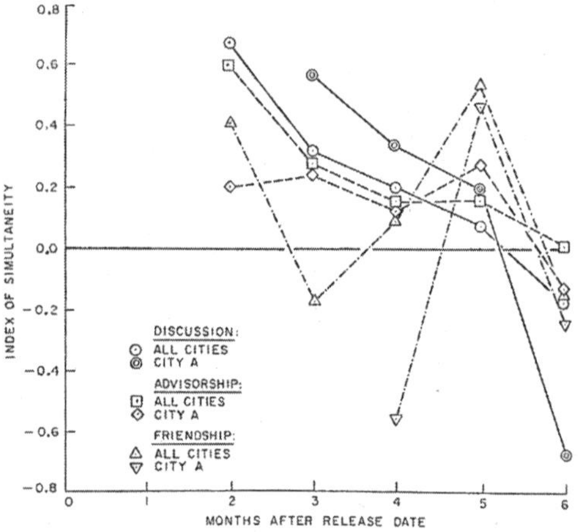

	2	3	4	5	6
○ N =	5	3	7	10	17
◎ N =	①	2	5	8	4
⊡ N =	4	7	10	10	24
◇ N =	2	5	6	8	12
△ N =	6	2	6	6	17
▽ N =	⓪	①	3	6	5

[12] I punti dove N è inferiore a 2 (i numeri cerchiati sotto la Figura 5) sono omessi.

I dati invece suggeriscono quanto segue. La direzione dell'efficacia delle reti professionali è similare nella Città A così come nelle quattro città messe insieme: il network di discussione è efficace nella Città A leggermente di più all'inizio, per poi diminuire più rapidamente che altrove, mentre la rete di consulenza inizia più moderatamente nella Città A per poi recuperare nelle altre città prima che la sua efficacia si estingua.

Una differenza più significativa fra le città emerge quando si prende in considerazione il comportamento della rete amicale, la quale, all'inizio, sembra essere molto meno efficace nella Città A che altrove. Solo nel quinto mese il risultato è in equilibrio, poco prima che si spenga l'efficacia di tutti i network.

Di conseguenza, nella Città A, nei primi quattro mesi sembra prevalere la rete di discussione, seguita da quella della consulenza, mentre il network amicale rimane inefficace. Nelle tre città più piccole (mostrate nella Figura 5 solo nelle curve che combinano i dati di tutti e quattro i contesti urbani), la rete di consulenza è leggermente in vantaggio su quella di discussione, con la rete amicale non molto staccata dai due network professionali.

Quindi, considerati tali dati, il rapporto di amicizia, più stretto e meno formale, gioca un ruolo molto più importante nei tre contesti urbani minori dove veicola la prima influenza relativa al Gammanym, che non nella Città A. Tale risultato è ancora più rilevante alla luce del fatto che non può essere spiegato dalla maggiore sovrapposizione tra i legami professionali e quelli sociali presente nelle città più piccole rispetto alla Città A. Infatti, in questo caso lo scarto è molto limitato[13].

I punti chiave del capitolo: le fasi della diffusione sociale di una innovazione

I dati sopracitati presuppongono che l'innovazione si diffonda attraverso il sistema sociale in fasi diverse. In un primo stadio, l'influenza interpersonale sull'adozione del Gammanym si è concretizzata attraverso i rapporti professionali stretti tra i medici. In una seconda fase, tale influenza è stata più intensa grazie ai legami amicali, più definiti sul piano sociale, intrattenuti dai dottori con molti dei loro colleghi (*rete amicale*). Durante il terzo stadio (che in realtà si è sovrapposto al secondo), l'influenza è stata osservata nelle aree più aperte della struttura sociale, vale a dire tra i medici

[13] Le tre domande sociometriche hanno determinato 239 coppie di medici nel campione di prescrizione relativo alla Città A. Dal momento che una stessa coppia, a volte, ritornava nella risposta a due domande o a tutte e tre, ci sono state soltanto 160 coppie diverse (67%). Nelle tre città più piccole, le coppie emerse dal campionamento sono state 222, di cui solo 139 (63%) da intendere come coppie diverse. (...).

relativamente isolati. La quarta fase ha registrato alcune ulteriori adozioni del Gammanym da parte di soggetti le cui azioni sono risultate indipendenti dai tempi di introduzione del farmaco da parte dei loro colleghi: in apparenza, l'influenza sociale ha smesso di essere efficace. Infine, è seguito un periodo durante il quale non si sono praticamente verificate ulteriori adozioni. Il grafico alla pagina successiva illustra la sequenza delle fasi che si sono succedute mentre il Gammanym si diffondeva attraverso la comunità dei medici.

Le fasi nella diffusione di un nuovo farmaco in una comunità di medici

Fase:	1	2	3	4	5
Luogo di diffusione:	Diffusione attraverso legami professionali densi	Diffusione attraverso legami amicali densi	Diffusione tra medici	Adozione individuale non influenzata da legami con colleghi	**Altre ulteriori adozioni**
Indicatore statistico:	Omogeneità di coppie di consulenza e discussione	Omogeneità di coppie amicali	Omogeneità di coppie periferiche	Nessuna omogeneità di coppia	Curva di adozione stabilizzata
Tempo di occorrenza (mesi dopo il rilascio):	1-4	4-5	4-6	7-14	15 o più

Tale sequenza di fasi – come del resto l'importanza dei processi sociali nell'adozione del Gammanym più in generale – è supportata da una notevole varietà di casi presentati in questo studio. Tuttavia, non si deve dimenticare che anche altre forze, diverse da quelle dei legami personali tra medico e medico, svolgono un ruolo cruciale nella diffusione del farmaco, non soltanto facendo in modo che i primi a convertirsi siano coloro che danno avvio ai processi di diffusione sociale, ma anche continuando a crearne di nuovi tra i medici integrati, oltre che tra quelli isolati (...).

Infine, a loro volta, i legami personali tra medico e medico sono in parte dipendenti da altri fattori. È auspicabile rilevare i loro network di relazioni informali – che si sono dimostrati molto efficaci nel processo di diffusione – all'interno degli aspetti, più formali e più visibili all'esterno, della struttura sociale e delle caratteristiche individuali dei medici. Esaminando tali elementi, si può inferire come queste reti vengano generate e siano sostenute dalle attività quotidiane dei dottori (...).

Tutto sommato, sono notevoli le evidenze che confermano il funzionamento delle forze sociali nella diffusione di un'innovazione attraverso quattro comunità di medici. Come mostrato in questo capitolo e nei due precedenti, è stato possibile conoscere, anche solo come suggestione, le modalità specifiche attraverso cui operano queste forze. È auspicabile che tali risultati, insieme a studi futuri sulla diffusione di altre innovazioni in altri contesti, contribuiscano alla comprensione dei meccanismi sociali attivi nella diffusione delle innovazioni.